U0307457

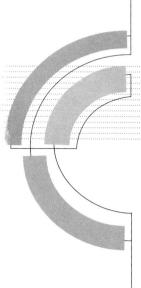

胸外科疾病
标准化诊疗术语
（精装版）

中国医师协会胸外科医师分会
胸外科专业术语标准化委员会　编写

人民卫生出版社

图书在版编目（CIP）数据

胸外科疾病标准化诊疗术语 / 中国医师协会胸外科医师分会，胸外科专业术语标准化委员会编写 . —北京：人民卫生出版社，2017

ISBN 978-7-117-25394-9

Ⅰ.①胸… Ⅱ.①中… ②胸… Ⅲ.①胸腔外科学 – 疾病 – 诊疗 – 术语 Ⅳ.①R655-61

中国版本图书馆 CIP 数据核字（2017）第 265940 号

| 人卫智网 | www.ipmph.com | 医学教育、学术、考试、健康，购书智慧智能综合服务平台 |
| 人卫官网 | www.pmph.com | 人卫官方资讯发布平台 |

胸外科疾病标准化诊疗术语（精装版）

编　　写：中国医师协会胸外科医师分会
　　　　　胸外科专业术语标准化委员会
出版发行：人民卫生出版社（中继线 010-59780011）
地　　址：北京市朝阳区潘家园南里 19 号
邮　　编：100021
E - mail：pmph @ pmph.com
购书热线：010-59787592　010-59787584　010-65264830
印　　刷：北京顶佳世纪印刷有限公司
经　　销：新华书店
开　　本：787×1092　1/32　印张：4.5
字　　数：94 千字
版　　次：2017 年 11 月第 1 版　2017 年 11 月第 1 版第 1 次印刷
标准书号：ISBN 978-7-117-25394-9/R·25395
定　　价：35.00 元

付向宁（华中科技大学同济医学院附属同济医院）

付军科（西安交通大学第一附属医院）

司徒达麟（香港大学玛丽医院）

吕可洁（首都医科大学附属北京友谊医院）

刘　阳（中国人民解放军总医院）

刘　刚（吉林省肿瘤医院）

刘俊峰（河北医科大学第四医院）

刘德若（北京中日友好医院）

许　林（江苏省肿瘤医院）

孙大强（天津市胸科医院）

李　辉（首都医科大学附属北京朝阳医院）

李　简（北京大学第一医院）

李小飞（第四军医大学唐都医院）

李单青（北京协和医院）

李鹤成（上海交通大学医学院附属瑞金医院）

何建行（广州医科大学附属第一医院）

张　鹏（天津医科大学总医院）

张兰军（中山大学附属肿瘤医院）

陈　椿（福建医科大学附属协和医院）

陈龙奇（四川大学华西医院）

陈海泉（复旦大学附属肿瘤医院）

邵国光（吉林大学白求恩第一医院）

林一丹（四川大学华西医院）

赵　松（郑州大学第一附属医院）

赵　珩（上海交通大学附属胸科医院）

胡　坚（浙江大学附属第一医院）

姜 杰（厦门大学附属第一医院）
柴 莹（浙江大学医学院附属第二医院）
徐世东（哈尔滨医科大学附属肿瘤医院）
黄云超（云南省肿瘤医院）
喻风雷（中南大学湘雅二医院）
蒲 强（四川大学华西医院）

特别感谢 LinkDoc 公司为成稿期间的基础数据模型搭建作了积极贡献。

前　言

由中国医师协会胸外科医师分会胸外科专业术语标准化委员会编辑的《胸外科疾病标准化诊疗术语》，经过几十位胸外科专家一年多的辛勤工作，终于编辑出版了！这是一件值得庆祝的事情。为什么要制定标准化诊疗术语？其目的就是为了解决目前胸外科专业临床诊疗术语不标准、不统一的问题。例如"食管癌"和"食道癌"这样一种疾病两个术语都在临床上使用。这种现象不仅在胸外科，在各个临床专业都普遍存在。例如"阑尾炎"和"盲肠炎"在外科临床诊疗中同时使用。2016年11月14日在北京召开的一次医疗工作座谈会上，李克强总理针对这种不规范的医疗术语普遍存在的现象指出："这种最基本的医疗术语至今还不统一，充分反映了我们医院现在信息孤岛、信息分隔的状况。"在社会发展到今天互联网大数据时代，如果最基本的医疗术语是不标准、不统一的，不仅造成临床诊疗的混乱，还会对数据库中储存的浩如烟海的临床数据的统计分析带来偏差，从而影响了临床研究结果的准确性，最终影响了临床诊疗规范制定的科学性。此外，由于临床诊疗术语的不标准、不统一，对于我国医疗保险工作也带来了许多困难。因此，对于各个临床专业术语进行权威的、统一的标准化工作,是时代发展对我们提出的必然要求,也是一项非常有价值的,能够促进我国医疗事业更好发展的基础性工作。当前我国医学的国际学术交流是非常普遍的。为了避免在国际学术交流中由于专业术语翻译的不统一而产生歧义,在制定胸外科疾病中文标准化诊疗术语的同时,也确定了相应的英文名称,希望以此更好地促进国际学术交流的开展。

胸外科围手术期并发症的防治是胸外科专业的一项重要临床工作。目前国内外胸外科文献报道的围手术期并发症发生率差异很大。其中一个重要的原因是对胸外科围手术期并发症的诊断标准不统一。为了有效地解决这一临床突出问题,专家们还对胸外科围手术期并发症的诊断标准进行了规范,希望对于提高胸外科围手术期并发症的防治起到积极的促进作用。

为了做好胸外科疾病标准化诊疗术语的制定,在中国医师协会的领导下,胸外科医师分会专门成立了胸外科专业术语标准化委员会,广泛征求了各地胸外科专家的意见,召开了多次的专题讨论会。四川大学华西医院刘伦旭教授、河南省肿瘤医院李印教授、解放军第三军医大学大坪医院谭群友教授以及他们所带领的团队,对胸外科疾病标准化诊疗术语的制定作出了非常突出的贡献。香港大学玛丽医院司徒达麟教授对于胸外科专业标准化中文术语相对应的英文名称进行了严格的审查。广东省人民医院吴一龙教授对于胸外科疾病术语标准化工作提出了许多宝贵的有益建议。LinkDoc 公司为成稿期间的基础数据模型搭建作了积极贡献。在本书出版之际,对这些专家及公司一并表示衷心的感谢!

　　制定了胸外科疾病标准化诊疗术语,只是规范胸外科临床诊疗用语的第一步,如何在胸外科的临床工作中使用标准的诊疗术语还有大量的工作要做。胸外科医生多年养成的诊疗术语使用习惯,很难一下子改变过来。在医院 His 系统的电子病历中强制性使用胸外科疾病标准化诊疗术语是一种行之有效的方法。相信在各级卫生行政主管部门的领导下,在广大胸外科医生的共同努力下,胸外科疾病标准化诊疗术语一定可以在我国得到广泛使用,从而促进我国胸外科事业更好的发展。

张　逊

中国医师协会胸外科医师分会会长

胸外科专业术语标准化委员会主任

2017 年 1 月 8 日

目　录

第一章　患者信息

一、患者个人隐私（Patient Privacy）

1 患者姓名（Name）

2 性别（Gender）

  2.1 男（Male）

  2.2 女（Female）

3 年龄（Age）

4 出生日期（Date of Birth）

  4.1 年（Year）

  4.2 月（Month）

  4.3 日（Day）

5 身份证号（ID Number）或护照（Passport）

6 籍贯（Hometown）

7 现住址（Current Address）

  7.1 省（Province）

  7.2 市（City）

  7.3 县（County）

  7.4 详细住址（Address）

8 身高（Height）

9 体重（Weight）

10 国籍（Nationality）

11 民族（Ethnicity）

12 婚姻（Marital Status）

    12.1 已婚（Married）

    12.2 未婚（Unmarried）

13 血型（ABO）（ABO Blood Type）

    13.1 A 型（Type A）

    13.2 B 型（Type B）

    13.3 O 型（Type O）

    13.4 AB 型（Type AB）

    13.5 不详（Not Available/Unknown）

14 血型（Rh）

    14.1 阴性（Negative）

    14.2 阳性（Positive）

    14.3 不详（Not Available/Unknown）

    14.4 未查（Not Done）

二、患者一般信息（Patient Basic Information）

1 医疗机构名称（Hospital/Clinic/Institute）

2 病案号（Case Number）

3 医疗付费方式（Medical Reimbursement）

    3.1 城镇职工基本医疗保险（Urban Worker's Basic Medical Insurance）

    3.2 城镇居民基本医疗保险（Urban Residents' Basic Medical Insurance）

　　5.8.1 主要诊断（Principal Diagnosis）

　　5.8.2 其他诊断（Other Diagnosis）

　5.9 死亡（In-Hospital Mortality）

　5.10 尸检（Post-Mortem Autopsy）

6 住院费用（Hospital Costs）

　6.1 住院总费用（Total Cost of Hospitalization）

　6.2 患者自费费用（Cost Covered by Patient Self-financing）

　6.3 综合医疗服务类费用（Cost Covered by Comprehensive Health Service）

　6.4 西药费（Cost of Western Medicine）

　6.5 中药类费用（Cost of Chinese Medicine）

　6.6 手术费（Cost of Surgical Therapy）

　6.7 抗菌药物费用（Cost of Antibiotic Therapy）

　6.8 耗材类费用（Cost of Medical Consumables）

　6.9 血液和血液制品类费用（Cost of Blood and Blood Products）

三、患者既往史（Past History）

1 过敏史（Allergic History）

　1.1 有（Yes）

　　1.1.1 过敏药物（Drug Allergies）

　　1.1.2 过敏食物（Food Allergies）

　1.2 无（No）

2 吸烟史（Smoking History）

　2.1 有（Yes）

2.1.1 吸烟量（Cigarette/Tobacco Consumption）

　2.1.1.1 支／年（Cigarettes/Year）

2.1.2 吸烟时长（Smoking Duration）

　2.1.2.1 年（Year）

2.1.3 戒烟时长（Time since Cessation）

　2.1.3.1 年（Year）

2.2 无（No）

3 饮白酒史（Alcohol Consumption）

3.1 有（Yes）

3.1.1 饮酒时长（Drinking Duration）

　3.1.1.1 年（Year）

3.1.2 戒酒时长（Time since Cessation）

3.1.3 饮酒量（Year）

　3.1.3.1 每日毫升（Consumption per Day in Milliliters）

3.2 无（No）

4 既往手术史（Surgical History）

4.1 手术名称（Name of Surgical Procedure）

4.2 手术日期（Date of Operation）

4.3 手术时间（Time of Operation）

4.4 病理结果（Pathology）

5 恶性肿瘤家族史（Family History of Cancer）

5.1 有（Yes）

5.1.1 亲属关系（Relationship to patient）

5.1.2 肿瘤名称（Cancer Type）

5.2 无（No）

6 伴发疾病（Comorbidity）

6.1 疾病名称（Name of Disease）

6.2 持续时间（Date and Duration）

第二章 现病史、体格检查与术前检查

一、现病史（History of Presenting Complaint）

1 发病症状 / 主诉（Presenting/Primary Symptom）

  1.1 咳嗽（Cough）

  1.2 咳痰

    1.2.1 黄痰（Yellow Sputum）

    1.2.2 白痰（White Sputum）

    1.2.3 浓稠（Thick / Mucous）

    1.2.4 稀薄（Watery）

  1.3 咯血（Hemoptysis）

    1.3.1 痰中带血（Blood-stained Sputum）

    1.3.2 少量咯血（Mild Hemoptysis）

    1.3.3 中量咯血（Moderate Hemoptysis）

    1.3.4 大量咯血（Massive Hemoptysis）

  1.4 气短（Tachypnea）

  1.5 呼吸困难（Dyspnea）

  1.6 发热（Fever）

  1.7 体重下降（Weight Loss）

  1.8 声音嘶哑（Hoarseness）

1.9 吞咽困难（Dysphagia）

1.10 恶心（Nausea）

1.11 呕吐（Vomiting）

1.12 精神状态异常（Altered mental Status）

1.13 胸痛（Chest Pain）

1.14 腹痛（Abdominal Pain）

1.15 上肢疼痛（Upper Limb Pain）

1.16 上肢麻木（Upper Limb Paresthesia / Anesthesia）

1.17 背部疼痛（Back Pain）

1.18 肩部疼痛（Shoulder pain）

1.19 胸骨后疼痛（Retrosternal Pain）

1.20 体检发现（Incidental Finding / Asymptomatic）

1.21 复视（Diplopia）

1.22 构音障碍（Dysarthria）

1.23 上睑下垂（Ptosis）

1.24 肢体肌无力（Limb Weakness）

1.25 截瘫（Paraplegia）

1.26 咀嚼无力（Masticatory Weakness）

1.27 反酸（Acid Reflux）

1.28 烧心（Heartburn）

1.29 呃逆（Regurgitation）

1.30 嗳气（Flatulence）

1.31 呕血（Haematemesis）

1.32 黑便（Malena）

1.33 贫血（Anemia）

1.34 多汗（Hyperhidrosis）

1.35　其他（Other）

2　持续时间（Duration of Symptoms）

    2.1　年（Year）

    2.2　月（Month）

    2.3　日（Day）

    2.4　不详（Unknown）

二、体格检查（Physical Examination）

1　视诊（Inspection）

    1.1　胸壁畸形（Chest Wall Deformity）

      1.1.1　胸壁凹陷（Pectus Excavatum）

      1.1.2　胸壁隆起（Pectus Carinatum）

      1.1.3　扁平胸（Flat Chest）

      1.1.4　桶状胸（Barrel Chest）

      1.1.5　胸廓塌陷（Collapsed Chest）

    1.2　胸式呼吸（Thoracic respiration）

    1.3　反常呼吸（Abnormal Breathing）

    1.4　腹式呼吸（Diaphragmatic Respiration）

    1.5　呼吸困难（Dyspnea）

    1.6　呼吸过速（Tachypnea）

    1.7　呼吸过缓（Bradypnea）

    1.8　潮式呼吸（Cheyne Stokes Breathing）

    1.9　间停呼吸（Biot's Breathing）

    1.10　叹息样呼吸（Sighing Breathing）

    1.11　呼吸三凹征（Three Depression Sign）

2　触诊（Palpation）

2.1 胸廓扩张度（Chest Expansion）

2.2 语音震颤（Tactile Fremitus）

2.3 胸膜摩擦感（Pleural Friction Fremitus）

2.4 胸廓挤压症（Lateral Compression Test）

2.5 捻发音（Crepitus）

3 叩诊（Percussion）

3.1 清音（Resonance）

3.2 浊音（Dullness）

3.3 鼓音（Tympany）

3.4 实音（Stony Dullness）

3.5 过清音（Hyperresonance）

4 听诊（Auscultation）

4.1 支气管呼吸音（Bronchial Breathing）

4.2 肺泡呼吸音（Vesicular Breath Sound）

4.3 支气管肺泡呼吸音（Vesicular Breath Sound）

4.4 啰音（Rales）

    4.4.1 湿啰音（Moist Rales）

    4.4.2 干啰音（Dry Rales）

4.5 管状呼吸音（Bronchovesicular Breath Sound）

4.6 语音共振（Vocal Resonance）

    4.6.1 支气管语音（Bronchophony）

    4.6.2 胸语音（Pectoriloquy）

    4.6.3 羊鸣音（Egophony）

    4.6.4 耳语音增强（Whispered Pectoriloquy）

4.7 胸膜摩擦音（Pleural Rub）

4.8 心包摩擦音(Pericardial Rub)

4.9 胸部肠鸣音(Bowel Sounds in the Chest)

三、术前检查(Preoperative Assessment)

1 心功能检查(Cardiac Function Tests)

   1.1 心电图(Electrocardiogram)

   1.2 超声心动(Echocardiogram)

2 肺功能检查(Pulmonary Function Tests)

   2.1 肺通气功能检查(Spirometry)

   2.2 肺部弥散功能(Diffusion Capancity of the Lung for CO, DLCO)

3 动脉血气分析(Arterial Blood Gases)

4 心肺运动试验(Cardio-Respiratory Exercise Testing)

5 影像学检查(Radiological Imaging)

   5.1 胸部平片(Chest Plain Radiograph / Chest X-ray)

   5.2 上消化道造影(Upper Gastrointestinal Radiography/ Upper GI Contrast Study)

   5.3 X射线计算机断层成像(Computed Tomography, CT)

     5.3.1 CT技术

       5.3.1.1 平扫CT(Plain CT)

       5.3.1.2 增强CT(Contrast CT)

       5.3.1.3 薄层CT(Thin-slice CT)

       5.3.1.4 低剂量CT(Low-dose CT)

       5.3.1.5 三维重建(3D Reconstruction)

         5.3.1.5.1 胸壁(Chest Wall)

      5.3.1.5.2 血管（Vascular）

      5.3.1.5.3 结节（Nodule/Mass）

    5.3.1.6 CTA（CT Angiography）

  5.3.2 部位

    5.3.2.1 胸部 CT（Chest CT）

    5.3.2.2 腹部 CT（Abdominal CT）

    5.3.2.3 颈部 CT（Cervical CT）

5.4 核磁共振成像（Magnetic Resonance Imaging，MRI）

5.5 同位素全身骨显像（Bone Scintigraphy / Bone Scan）

5.6 正电子发射断层扫描 /X 射线计算机断层成像（Positron Emission Tomography-CT，PET-CT）

6 内镜检查（Endoscopy）

6.1 喉镜（Laryngoscopy）

6.2 胃镜（Esophago-gastro-duodenoscopy，OGD）

6.3 肠镜（Colonoscopy）

6.4 食管超声内镜（Esophageal Endoscopic Ultrasound，EUS）

6.5 支气管内超声引导针吸活检术（Endobronchial Ultrasound-guided Transbronchial Needle Aspiration，EBUS-TBNA）

6.6 支气管镜（Bronchoscopy）

  6.6.1 纤维支气管镜（Fiber-optic Bronchoscopy，FOB）

  6.6.2 硬质支气管镜（Rigid Bronchoscopy）

6.7 磁导航支气管镜（Electromagnetic Navigation Bronchoscopy，ENB）

7 超声检查（Ultrasonography）

7.1 颈部超声（Cervical Ultrasonography）

7.2 腹部超声（Abdominal Ultrasonography）

7.3 心脏超声（Echocardiography）

7.4 下肢静脉超声（Lower Limb Doppler Ultrasonography）

7.5 胸部超声（Thoracic / Pleural Ultrasonography）

8 经皮肺穿刺活检（Percutaneous / Fine Needle Aspiration，FNA）

9 纵隔镜（Mediastinoscopy）

10 颈部淋巴结活检（Cervical Lymph Node Biopsy）

11 影像学表现（Radiological Findings）

11.1 孤立性肺结节（Solitary Pulmonary Nodule，SPN）

11.2 肺多发结节（Multiple Pulmonary Nodules）

11.3 肺磨玻璃样阴影（Ground-Glass Opacity，GGO）

11.4 肺磨玻璃样结节（Ground-Glass Nodules，GGN）

11.5 肺浸润影（Pulmonary infiltration）

11.6 肺透光度降低（Radio-opaque）

11.7 肺透光度增加（Radio-lucent）

11.8 结节（Nodule）

11.9 包块（Mass）

11.10 空洞（Cavity）

11.11 毛刺（Spiculation）

11.12 胸膜凹陷征（Pleural Identation）

11.13 分叶征（Lobulation）

11.14 空泡征（Vacuole Sign）

11.15 血管集束征（Vascular Convergence）

11.16 充盈缺损(Filling Defect)

11.17 管腔狭窄(Luminal Stricture/Stenosis)

11.18 龛影(Lung Niche)

11.19 管壁增厚(Wall Thickening)

第三章　肺部疾病诊疗术语

一、手术治疗（Surgery）

1　手术治疗（Surgery Performed）

   1.1　有（Yes）

   1.2　无（No）

2　手术日期（Date of Surgery）

   2.1　年（Year）

   2.2　月（Month）

   2.3　日（Day）

3　手术医师（Operators）

   3.1　术者（Surgeon）

   3.2　第一助手（First Assistant）

   3.3　第二助手（Second Assistant）

4　手术方式（Operation）

   4.1　肺部小结节定位技术（Pulmonary Lesion Localization）

      4.1.1　弹簧圈（Coil）

      4.1.2　带钩钢丝（hook wire）

   4.2　电视胸腔镜手术（Video Assisted Thoracic Surgery，VATS）

      4.2.1　单孔胸腔镜手术（Uniportal VATS）

4.2.2 两孔胸腔镜手术（Two-port VATS）

4.2.3 三孔胸腔镜手术（Three-port VATS）

4.2.4 四孔胸腔镜手术（Four-port VATS）

4.3 开胸手术（Open Thoracic Surgery）

　4.3.1 胸部切口（Sternal Approach）

　　4.3.1.1 胸骨正中切口（Sternotomy）

　　　4.3.1.1.1 胸骨正中切口（Median Sternotomy）

　　　4.3.1.1.2 胸骨部分劈开切口（Partial Sternotomy）

　　4.3.1.2 开胸切口（Trans-thoracic Approach）

　　　4.3.1.2.1 后外侧切口（Posterolateral Thoracotomy）

　　　4.3.1.2.2 前外侧切口（Anterolateral Thoracotomy）

　　　4.3.1.2.3 腋下切口（Axillary Thoracotomy）

　　　4.3.1.2.4 横断胸骨的双侧开胸切口（蛤壳式切口）［Bilateral Trans-steral Thoractomy（Clamshell Incision）］

　　　4.3.1.2.5 半蛤壳式切口（Hemi-clamshell Incision）

　　　4.3.1.2.6 胸腹联合切口（Thoracoabdominal Incision）

4.4 机器人胸外科手术（Robot-assisted Thoracic Surgery，RATS）

4.5 中转开胸（Conversion to Thoracotomy/Open Surgery）

5 肺切除手术名称（Lung Resection）

5.1 全肺切除术（Pneumonectomy）

　5.1.1 左全肺切除术（Left Pneumonectomy）

　5.1.2 右全肺切除术（Right Pneumonectomy）

　5.1.3 胸膜外全肺切除术（Extrapleural Pneumonectomy）

　5.1.4 全胸膜肺切除（pleuropneumonectomy）

5.2　肺叶切除术（Lobectomy）

　　5.2.1　右肺上叶切除术（Right Upper Lobectomy）

　　5.2.2　右肺中叶切除术（Middle Lobectomy）

　　5.2.3　右肺下叶切除术（Right Lower Lobectomy）

　　5.2.4　左肺上叶切除术（Left Upper Lobectomy）

　　5.2.5　左肺下叶切除术（Left Lower Lobectomy）

5.3　双肺叶切除（Bilobectomy）

5.4　肺段切除术（Segmentectomy）

　　5.4.1　固有段切除术（Trisegmentectomy）

　　5.4.2　背段切除术（Apical Segmentectomy）

　　5.4.3　舌段切除术（Lingular Segmentectomy）

　　5.4.4　前段切除术（Anterior Segmentectomy）

　　5.4.5　后段切除术（Posterior Segmentectomy）

　　5.4.6　亚肺段切除术（Sub-segmentectomy）

　　5.4.7　基底段切除术（Basal Segmentectomy）

　　5.4.8　右肺上叶尖段切除术（Right Upper Lobe Apical
　　　　　Segmentectomy）

　　5.4.9　左肺上叶尖后段切除术（Left Upper Lobe Apical
　　　　　Segmentectomy）

　　5.4.10　联合肺段切除术（Combined Segmentectomy）

5.5　肺楔形切除术（Wedge Resection of the Lung）

5.6　局部晚期肺癌外科手术（Surgical Treatment of Locally
　　　Advanced Lung Cancer）

　　5.6.1　左肺上叶袖式切除术（Left Upper Sleeve Lobectomy）

　　5.6.2　右肺上叶袖式切除术（Right Upper Sleeve Lobectomy）

　　5.6.3　左肺下叶袖式切除术（Left Lower Sleeve Lobectomy）

section）

5.7 肺上沟瘤切除术（Resection of Superior Sulcus Tumor/ Pancost Tumor）

5.8 开胸探查术（Exploratory Thoracotomy）

5.9 淋巴结切除（Lymphadenectomy）

  5.9.1 淋巴结切除术式（Lymphadenectomy）

    5.9.1.1 系统性淋巴结清扫（Systemic Lymph Node Dissection）

    5.9.1.2 选择性淋巴结清扫（Selective Lymph Node Dissection）

    5.9.1.3 淋巴结采样（Mediastinal Lymph Node Sampling）

      5.9.1.3.1 系统性纵隔淋巴结采样（Systemic Mediastinal Lymph Node Sampling）

      5.9.1.3.2 区域性纵隔淋巴结采样（Regional Mediastinal Lymph Node Sampling）

      5.9.1.3.3 选择性纵隔淋巴结采样（Selective Mediastinal Lymph Node Sampling）

  5.9.2 淋巴结分区（Lymph Nodes Stations）

    5.9.2.1 N2 结节（N2 Nodes）

      5.9.2.1.1 1 最上纵隔（Highest Mediastinal）

      5.9.2.1.2 2 上部气管旁（Upper Paratracheal）

      5.9.2.1.3 3 血管前气管后（Pre-vascular and Retro-tracheal）

      5.9.2.1.4 4 下部气管旁［Lower Paratracheal（including Azygos Nodes）］

      5.9.2.1.5 5 主动脉下（主肺动脉窗）［Subaortic（aortopulmonary Window）]

5.9.2.1.6　6 主动脉旁（升主动脉旁或膈神经旁）
［Para-aortic（Ascending Aorta or Phrenic）]

5.9.2.1.7　7 隆突下（Subcarinal）

5.9.2.1.8　8 食管旁（隆突以下）［Paraesophageal（below carina）]

5.9.2.1.9　9 下肺韧带（Pulmonary Ligament）

5.9.2.2　N1 结节（N1 nodes）

5.9.2.2.1　10 肺门淋巴结（Hilar）

5.9.2.2.2　11 叶间淋巴结（Interlobar）

5.9.2.2.3　12 叶淋巴结（Lobar）

5.9.2.2.4　13 段淋巴结（Segmental）

5.9.2.2.5　14 亚段间淋巴结（Sub-segmental）

5.9.2.3　N3 结节（N3 Nodes）

5.9.2.3.1　对侧淋巴结（Contralateral Lymph Nodes）

5.10　非计划手术（Unplanned Surgery）

5.10.1　止血手术（Hemostasis）

6　气管疾病的外科治疗（Trachea Surgery）

6.1　气管狭窄切除术（Excision of Tracheal Stenosis）

6.2　气管狭窄窗形切除术（Fenestration for Tracheal Stenosis）

6.3　气管袖式切除术（Tracheal Sleeve Resection）

6.4　纵隔气管造口术（Mediastinal Tracheostomy）

6.5　人工气管置换（Prosthetic Replacement of the Trachea）

6.6　隆凸切除重建术（Carinal Resection and Reconstruction）

6.7　隆凸及肺切除术（Carinal Resection with Lobectomy）

6.8　隆凸及右全肺切除术（Carinal Resection with Right

Pneumonectomy）

 6.9　隆凸及左全肺切除术（Carinal Resection with Left Pneumonectomy）

 6.10　支气管切除术（Bronchial Resection）

7　肺移植（Lung Transplantation）

 7.1　单肺移植（Single-lung Transplantation）

 7.2　双肺移植（Double-lung Transplantation）

 7.3　心肺联合移植（Combined Heart-lung Transplantation）

 7.4　肺叶移植（Lobar Transplantation）

二、肺癌放疗（Radiotherapy）

1　无（No）

2　有（Yes）

 2.1　放疗开始日期（Radiation Start Date）

 2.2　放疗结束日期（Radiation End Date）

 2.3　放疗方案（Radiotherapy Regimen）

  2.3.1　粒子治疗（Particle Therapy）

   2.3.1.1　质子治疗（Proton Therapy）

   2.3.1.2　重离子治疗（Heavy Ion Therapy）

  2.3.2　容积调强弧形疗法（Volumetric Modulated Arc Therapy，VMAT）

  2.3.3　传统体外射线疗法/2D放疗［Conventional External Beam Radiation Therapy（2DXRT）］

  2.3.4　图像引导放疗（Imaging-Guided Radiotherapy，IGRT）

  2.3.5　调强放疗（Intensity-modulated Radiotherapy，IMRT）

  2.3.6　立体定位放疗（Stereotactic Radiotherapy，SRT）

2.3.6.1 立体定位放射手术（Stereotactic Radiosurgery，SRS）

2.3.6.2 立体定位身体放疗（Stereotactic Body Radiation Therapy，SBRT）

2.3.6.3 螺旋断层放疗系统/拓姆刀〔Tomotherapy system（TOMO）〕

2.3.6.4 伽马刀〔Gamma Knife（γ-D）〕

2.3.7 三维适形放疗（3-dimensional Conformal Radiation Therapy，3D-CRT）

2.4 放疗方式（Radiation Methods）

2.5 剂量分割方式（Fractionated Regimen）

2.5.1 常规分割放疗（Conventional Fractionated Radiotherapy，CFR）

2.5.2 非常规分割放疗（Unconventional Fractionation Radiotherapy，UCFR）

2.5.2.1 加速放疗（Accelerated Fractionation Radiotherapy，AFR）

2.5.2.2 大分割（低分割）放疗（Hypofraction Radiotherapy）

2.5.2.3 超分割放疗（Hyper-fraction Radiotherapy/HFR）

2.5.2.4 加速超分割放疗（Accelerated Hyper-fractionation Radiotherapy，AHFR）

2.6 放疗总剂量（Dose of Radiotherapy）

三、肺癌化疗（Chemotherapy）

1 无（No）

2 有（Yes）

  2.1 化疗开始日期（Chemotherapy Start Date）

  2.2 化疗结束日期（Chemotherapy End Date）

  2.3 化疗方案（Chemotherapy Regimen）

  2.4 化疗性质（Chemotherapy Agent）

  2.5 化疗周期数（Cycles）

四、肺癌靶向治疗（Targeted Therapy）

1 无（No）

2 有（Yes）

  2.1 开始日期（Start Date）

  2.2 结束日期（End Date）

  2.3 方案（Regimen）

  2.4 持续时间（Duration）

3 基因检测（Genetic Analysis）

  3.1 无（No）

  3.2 有（Yes）

    3.2.1 基因突变检测（Gene Mutations Analysis）

    3.2.2 基因表达检测（Gene Expression Analysis）

    3.2.3 融合基因检测（Gene Fusion Analysis）

    3.2.4 基因扩增检测（Gene Amplification Analysis）

五、肺癌生物治疗（Biotherapy）

1 无（No）

2 有（Yes）

  2.1 免疫治疗（Immunotherapy）

2.1.1 疫苗（Vaccine）

2.1.2 过继性免疫治疗（Adoptive Immunotherapy）

  2.1.2.1 细胞治疗（Cytotherapy）

    2.1.2.1.1 细胞因子诱导的杀伤细胞（Cytokine-induced Killer Cell，CIK），嵌合抗原受体T细胞（Chimeric Antigen Receptor T-Cell，CAR-T），T细胞受体修饰的T细胞（Gene Modified T cell receptor T-Cell，TCR-T），肿瘤浸润淋巴细胞（Tumor Infiltrating Lymphocyte，TIL），自然杀伤细胞（Natural Killer Cell，NK）

  2.1.2.2 抗体（Antibody）

2.1.3 免疫调控点（Check Point Antibody/Inhibitor）

  2.1.3.1 程序性死亡受体1（Programmed Death 1，PD-1），程序性死亡配体1（Programmed Death-Ligand 1，PD-L1），细胞毒T淋巴细胞相关抗原4（Cytotoxic T Lymphocyte-Associated Antigen-4，CTLA-4）

2.1.4 细胞因子治疗（Cytokine Therapy）

  2.1.4.1 白介素-2（Interleukin-2，IL-2）

2.2 干细胞治疗（Stem Cell Therapy）

2.3 病毒治疗（Viro Therapy）

2.4 基因治疗（Gene Therapy）

2.5 抗血管生成（Anti-angiogenesis Therapy）

六、肺癌介入治疗（Interventional Therapy）

1 无（No）

2 有（Yes）

  2.1 射频消融术（Radiofrequency Ablation, RFA）

  2.2 微波介入治疗（Microwave Ablation）

  2.3 冷冻消融术（Cryotherapy）

  2.4 放射性粒子植入术（Brachytherapy Radioactive Particles Implantation）

  2.5 内镜治疗（Endoscopic Therapy）

七、肺癌病理诊断（Lung Cancer Pathology）

1 病理号（Pathology Report No.）

2 肿瘤分化程度（Differentiation）

  2.1 高（Well Differentiated）

  2.2 中（Moderately Differentiated）

  2.3 低（Poorly Differentiated）

  2.4 未分化（Undifferentiated）

3 上皮来源（Epithelial Tumors）

  3.1 腺癌（Adenocarcinoma）

    3.1.1 鳞屑样腺癌（Lepidic Adenocarcinoma）

    3.1.2 腺泡样腺癌（Acinar Adenocarcinoma）

    3.1.3 乳头状腺癌（Papillary Adenocarcinoma）

    3.1.4 微乳头状腺癌（Micro-papillary Adenocarcinoma）

    3.1.5 实性腺癌（Solid Adenocarcinoma）

    3.1.6 浸润性黏液腺癌（Invasive Mucinous Adenocarcinoma）

3.1.7 胶样腺癌（Colloid Adenocarcinoma）

3.1.8 胎儿型腺癌（Fetal Adenocarcinoma）

3.1.9 肠腺癌（Enteric Adenocarcinoma / Intestinal Adeno-carcinoma）

3.1.10 微侵袭腺癌 MIA（Minimally Invasive Adenocarci-noma）

    3.1.10.1 非黏液性（Non-mucinous）

    3.1.10.2 黏液性（Mucinous）

3.1.11 侵袭前病变（Pre-invasive Lesions）

    3.1.11.1 非典型腺瘤样增生 AAH（Atypical Adeno-matous Hyperplasia）

    3.1.11.2 原位腺癌 AIS（Adenocarcinoma in Situ）

        3.1.11.2.1 非黏液性（Non-mucinous）

        3.1.11.2.2 黏液性（Mucinous）

3.2 鳞癌（Squamous Cell Carcinoma）

3.2.1 角化型鳞癌（Keratinizing Squamous Cell Carcinoma）

3.2.2 非角化型鳞癌（Non-keratinizing Squamous Cell Car-cinoma）

3.2.3 基底样鳞癌（Basaloid Squamous Cell Carcinoma）

3.2.4 侵袭前病变（Pre-invasive Lesion）

    3.2.4.1 鳞状细胞原位癌（Squamous Cell Carcinoma in Situ）

3.3 神经内分泌肿瘤（Neuroendocrine Tumors）

3.3.1 小细胞肺癌（Small Cell Carcinoma）

    3.3.1.1 复合性小细胞癌（Combined Small Cell Car-cinoma）

3.3.2　大细胞神经内分泌癌（Large Cell Neuroendocrine Carcinoma）

　　3.3.2.1　复合性神经内分泌癌（Combined Large Cell Neuroendocrine Carcinoma）

3.3.3　类癌（Carcinoid Tumors）

　　3.3.3.1　典型类癌（Typical Carcinoid Tumor）

　　3.3.3.2　不典型类癌（Atypical Carcinoid Tumor）

3.3.4　侵袭前病变（Pre-invasive Lesion）

　　3.3.4.1　弥漫性特发性肺神经内分泌细胞增生（Diffuse Idiopathic Pulmonary Neuroendocrine Cell Hyperplasia）

3.4　大细胞癌（Large Cell Carcinoma）

3.5　腺鳞癌（Adenosquamous Carcinoma）

3.6　肉瘤样癌（Sarcomatoid Carcinomas）

　　3.6.1　多形性癌（Pleomorphic Carcinoma）

　　3.6.2　梭形细胞癌（Spindle Cell Carcinoma）

　　3.6.3　巨细胞癌（Giant Cell Carcinoma）

　　3.6.4　癌肉瘤（Carcinosarcoma）

　　3.6.5　肺母细胞瘤（Pulmonary Blastoma）

3.7　其他和未分类癌（Other and Unclassified Carcinomas）

　　3.7.1　淋巴上皮瘤样癌（Lymphoepithelioma-like Carcinoma）

　　3.7.2　NUT 癌（NUT Carcinoma）

3.8　唾液腺肿瘤（Salivary Gland-type Tumors）

　　3.8.1　黏液表皮样癌（Mucoepidermoid Carcinoma）

　　3.8.2　腺样囊性癌（Adenoid Cystic Carcinoma）

3.8.3 上皮 - 肌皮样癌（Epithelial-Myoepithelial Carcinoma）

3.8.4 多形性腺瘤（Pleomorphic Adenoma）

3.9 乳头状瘤（Papillomas）

3.9.1 鳞状细胞乳头状瘤（Squamous Cell Papilloma）

3.9.1.1 外生型（Exophytic）

3.9.1.2 内翻型（Endophytic）

3.9.2 腺体乳头状瘤（Glandular Papilloma）

3.9.3 鳞状细胞和腺体混合性乳头状瘤（Mixed Squamous and Glandular Papilloma）

3.10 腺瘤（Adenomas）

3.10.1 硬化型肺泡细胞癌（Sclerosing Pneumocytoma）

3.10.2 肺泡状腺瘤（Alveolar Adenoma）

3.10.3 乳头状腺瘤（Papillary Adenoma）

3.10.4 黏液状囊腺瘤（Mucinous Cystadenoma）

3.10.5 黏液腺腺瘤（Mucous Gland Adenoma）

3.11 肺硬化性血管瘤 PSH（Pulmonary Sclerosing Hemangioma）

4 间叶来源（Mesenchymal Tumors）

4.1 肺错构瘤（Pulmonary Hamartoma）

4.2 软骨瘤（Chondroma）

4.3 血管周围上皮样肿瘤（Perivascular Epithelioid Cell Tumor, PEComa）

4.3.1 淋巴管平滑肌瘤病（Lymphangioleiomyomatosis）

4.3.2 PEC 瘤，良性（PEComa, Benign）

4.3.2.1 透明细胞瘤（Clear Cell Tumor）

4.3.3　PEC 瘤,恶性(PEComa,Malignant)

4.4　先天性支气管周围肌纤维母细胞瘤(Congenital Peribronchial Myofibroblastic Tumor)

4.5　弥漫性肺淋巴管瘤病(Diffuse Pulmonary Lymphangiomatosis)

4.6　炎症性肌纤维母细胞瘤(Inflammatory Myofibroblastic Tumor)

4.7　上皮样血管内皮细胞瘤(Epithelioid Hemangioendothelioma)

4.8　胸膜肺母细胞瘤(Pleuropulmonary Blastoma)

4.9　滑膜肉瘤(Synovial Sarcoma)

4.10　肺动脉内膜肉瘤(Pulmonary Artery Intimal Sarcoma)

4.11　肺黏液样肉瘤伴 EWSR1-CREB1 重排(Pulmonary Myxoid Sarcoma with EWSR1-CREB1 Translocation)

4.12　肌上皮肿瘤(Myoepithelial Tumors)

4.12.1　肌上皮瘤(Myoepithelioma)

4.12.2　肌上皮癌(Myoepithelial Carcinoma)

5　淋巴来源(Lymphohistiocytic Tumors)

5.1　结外黏膜相关淋巴样组织的边缘区域的 B 细胞淋巴瘤(MALT型边缘区 B 细胞淋巴瘤)〔Extranodalmarginal Zone Lymphomas of Mucosa-associated Lymphoid Tissue (MALT lymphoma)〕

5.2　弥漫性大 B 细胞淋巴瘤(Diffuselarge Cell Lymphoma)

5.3　淋巴瘤样肉芽肿病(Lymphomatoid Granulomatosis)

5.4　血管大 B 细胞淋巴瘤(Intravascularlarge B Cell Lymphoma)

八、肺癌 TNM 分期（Lung Cancer TNM Staging）

1 T

    1.1 T_X

    1.2 T_0

    1.3 Tis

    1.4 T_1

        1.4.1 T_{1a}

        1.4.2 T_{1b}

        1.4.3 T_{1c}

    1.5 T_2

        1.5.1 T_{2a}

        1.5.2 T_{2b}

    1.6 T_3

    1.7 T_4

2 N

    2.1 N_X

    2.2 N_0

    2.3 N_1

    2.4 N_2

    2.5 N_3

3 M

    3.1 M_0

    3.2 M_1

4 0 期

5 ⅠA 期

5.1 ⅠA1

5.2 ⅠA2

5.3 ⅠA3

6 ⅠB 期

7 ⅡA 期

8 ⅡB 期

9 ⅢA 期

10 ⅢB 期

11 Ⅳ期

九、肺癌疗效评价（Response）

1 完全缓解（Complete Response，CR）

2 部分缓解（Partial Response，PR）

3 疾病进展（Progressive Disease，PD）

4 疾病稳定（Stable Disease，SD）

十、肺癌预后（Prognosis）

1 治愈（Cured）

1.1 有（Yes）

1.2 无（No）

2 转移（Metastasis）

2.1 有（Yes）

2.2 无（No）

3 复发（Recurrence）

3.1 有（Yes）

3.2 无（No）

4 死亡（Death）

  4.1 日期（Date）

  4.2 死亡原因（Causes of Death）

    4.2.1 肿瘤相关死亡（Tumor-related Death）

    4.2.2 非肿瘤相关死亡（Non-tumor-related Death）

十一、肺部非恶性肿瘤疾病诊疗术语（Benign Lung Tumors）

1 肺先天性疾病（Congenital Pulmonary Disease）

  1.1 先天性肺叶型肺气肿（Congenital Lobar Emphysema）

  1.2 先天性肺囊性腺瘤样畸形（Congenital Cystic Adenomatoid Malformation，CCAM）

  1.3 肺隔离症（Pulmonary Sequestration）

    1.3.1 肺隔离症切除术（Resection of Pulmonary Sequestration）

  1.4 肺囊肿（Pulmonary Cyst）

    1.4.1 肺囊肿切除术（Resection of Pulmonary Cyst）

    1.4.2 肺囊肿引流术（Drainage of Pulmonary Cyst）

  1.5 肺动静脉瘘（Pulmonary Arteriovenous Malformation）

2 肺感染性疾病（Infectious Disease）

  2.1 支气管扩张症（Bronchiectasis）

  2.2 肺脓肿（Lung Abscess）

    2.2.1 肺脓肿引流术（Drainage of Lung Abscess）

    2.2.2 肺脓肿肺切除术（Resection of Lung Abscess）

  2.3 机化性肺炎（Organizing Pneumonia）

  2.4 肺结核（Pulmonary Tuberculosis）

2.5 肺真菌病（Pulmonary Mycosis /Fungal Infection）

2.6 肺寄生虫病（Parasitic Infestation of the Lung）

2.7 肺包虫病（Pulmonary Hydatidosis，Hydatid Disease of the Lung）

    2.7.1 肺包虫囊肿切除术（Excision of Pulmonaryhyda-tidosis）

2.8 肺、胸膜阿米巴病（Pulmonary/Pleural Amebiasis）

2.9 肺吸虫病（Pulmonary Paragonimiasis）

2.10 毁损肺（Destroyed lung）

3 肺损伤（Lung Injury）

3.1 肺裂伤（Pulmonary Laceration）

3.2 气管支气管损伤（Tracheobronchial Injury）

3.3 损伤后气管狭窄（Post-traumatic Tracheal Stenosis）

3.4 气管狭窄（Tracheal Stenosis）

3.5 损伤后支气管狭窄（Post-traumatic Bronchial Stenosis）

3.6 肺挫伤（Pulmonary Contusion）

4 肺大疱、肺气肿（Lung Bulla and Pulmonary Emphysema）

4.1 肺大疱（Lungbulla）

    4.1.1 肺大疱切除术（Bullectomy）

4.2 肺气肿（Pulmonary Emphysema）

    4.2.1 肺减容术（Lung Volume Reduction Surgery，LVRS）

5 肺良性肿瘤（Benign Rumors of Thelung）

5.1 肺错构瘤（Pulmonary Hamartoma）

    5.1.1 肺错构瘤切除术（Resection of Pulmonary Hamar-toma）

5.2 肺炎性假瘤（Inflammatory Pseudotumors of the Lung）

5.2.1 肺炎性假瘤切除术（Resection of Inflammatory Pseudotumor of the Lung）

第四章 食管疾病诊疗术语

一、食管疾病与诊断名称（Esophageal Diseases）

1 食管先天性异常（Congenital Esophageal Diseases）

  1.1 先天性食管闭锁及食管 - 气管瘘（Congenital Esopha-geal Atresia and Tracheoesophageal Ristula）

    1.1.1 食管 - 气管瘘修补术（Repair of Rracheo-esopha-geal Fistula）

    1.1.2 经胸部食管 - 气管瘘修补术及食管一期吻合术（Repair of Rracheo-esophageal Fistula and Primary Esophageal Anastomosis Through Thoracic Approach）

    1.1.3 经颈部食管 - 气管瘘修补术（Repair of Tracheo-Esophageal Fistula Through Cervical Approach）

    1.1.4 结肠间置术治疗食管闭锁（Colonic Transposition for Esophageal Atresia）

  1.2 先天性食管狭窄及食管蹼［Congenital Esophageal Stenosis and Esophageal Web（Esophageal Diaphragm）］

  1.3 食管重复畸形和食管囊肿（Esophageal Duplication and Cyst）

  1.4 先天性贲门痉挛（Congenital Cardiospasm）

1.5 先天性食管憩室（Congenital Diverticulum of the Esophagus）

1.6 先天性咽气管食管裂（Congenital Laryngotracheo-esophageal Cleft）

2 食管炎性疾病（Inflammatory Diseases of the Esophagus）

  2.1 真菌性食管炎（Fungal Esophagitis）

  2.2 病毒性食管炎（Viral Esophagitis）

  2.3 结核性食管炎（Tuberculous Esophagitis）

  2.4 化学性食管炎（Chemical Esophagitis）

  2.5 消化性食管炎（Peptic Esophagitis）

  2.6 食管脓肿（Abscess of Esophagus）

3 食管运动障碍（Dyskinesia of Esophagus）

  3.1 贲门失弛缓症（Achalasia）

    3.1.1 经胸食管肌层切开术（Transthoracic Esophago-myotomy）

    3.1.2 经腹食管肌层切开术（Transabdominal Esophago-myotomy）

    3.1.3 经腹食管肌层切开及胃底折叠术（Transabdominal Esophagomyotomy with Fundoplication）

    3.1.4 贲门成形术（Cardioplasty）

    3.1.5 食管胃吻合术（Esophagogastrostomy）

    3.1.6 经口内镜下肌层切开术（Per-oral Endoscopic Myotomy，POEM）

  3.2 弥漫性食管痉挛（Diffuse Esophageal Spasm）

  3.3 螺旋状食管（Corkscrew Esophagus）

4 后天性食管憩室（Acquired Diverticulum of the Esophagus）

4.1 咽食管憩室（Pharyngo-esophageal Diverticulum）

 4.1.1 单纯环咽肌切开术（Simple Cricopharyngealmyo-tomy）

 4.1.2 环咽肌切开及咽食管憩室切除术（Cricopharyn-gealmyotomy with Pharyngo-esophageal Diverticu-lectomy）

 4.1.3 胸腔镜手术治疗巨大咽食管憩室（张氏手术）（Treatment of Giant Pharyngoesophageal Diverticulum by VATS）

4.2 食管中段憩室（Diverticula of the Mid-thoracic Esophagus）

 4.2.1 食管中段憩室切除术（Diverticulectomy of Mid-esophageal Diverticulum）

4.3 膈上食管憩室（Epiphrenic Diverticula of the Esophagus）

 4.3.1 膈上食管憩室切除及食管肌层切开术（Epiphrenic-diverticulectomy and Esophagomyotomy）

4.4 膈下食管憩室（Subphrenic Esophageal Diverticula）

5 胃食管反流性疾病（Gastro-esophageal Reflux Disease，GERD）

5.1 反流性食管炎（Reflux Esophagitis）

 5.1.1 全胃底折叠术（Nissen 胃底折叠术）［Total Fun-doplication（Nissen Fundoplication）］

 5.1.2 部分胃底折叠术（Dor 胃底折叠术）［Partial Fun-doplication（Dor Fundoplication）］

 5.1.3 Belsey 4 号胃底折叠术（Belsey Mark Ⅳ Operation）

 5.1.4 Collis 胃切开成形术（Collis Gastroplasty）

 5.1.5 食管切除及空肠间位吻合术（Gsophageal Jejunal

Transposition）

  5.1.6 食管切除结肠间位吻合术（Esophageal Colonic Transposition）

  5.1.7 胃次全切除术 Roux-en-Y 空肠吻合术（Subtotal Gastrectomy with Roux-en-Y Anastomosis）

 5.2 胃 - 食管反流性疾病不伴有食管炎（Gastro-esophageal Reflux Disease without Esophagitis）

6 巴雷特食管（Barrett's Esophagus）

 6.1 巴雷特病（Barrett's Disease）

 6.2 巴雷特综合征（Barrett's Syndrome）

7 食管溃疡（Esophageal Ulcer）

 7.1 食管糜烂（Erosion of Esophagus）

 7.2 溃疡性食管炎（Ulcerative Esophagitis）

 7.3 化学性食管溃疡（Chemicalesophageal Ulcer）

 7.4 真菌性食管溃疡（Fungalesophageal Ulcer）

 7.5 消化性食管溃疡（Peptic Esophageal Ulcer）

 7.6 药物性食管溃疡（Erug-induced Esophageal Ulcer）

8 食管梗阻（Esophageal Obstruction）

 8.1 食管受压迫（Compression of Esophagus）

 8.2 食管收缩（Constriction of Esophagus）

 8.3 食管狭窄（Stenosis of Esophagus）

 8.4 食管缩窄（Stricture of Esophagus）

9 食管穿孔及破裂（Perforation and Rupture of the Esophagus）

 9.1 医源性食管穿孔（Iatrogenic Esophageal Perforation）

 9.2 外伤性食管穿孔（Traumatic Esophageal Perforation）

 9.3 异物性食管穿孔（Esophageal Perforation by Foreign

Body）

9.4 腐蚀性食管损伤（Caustic Injuries of the Esophagus）

9.5 自发性食管破裂（Spontaneous Rupture of the Eophagus）

10 食管良性肿瘤及囊肿（Benign Tumors and Cysts of the Esophagus）

　　10.1 食管平滑肌瘤（Esophageal Leiomyoma）

　　10.2 食管息肉（Esophageal Polyp）

　　10.3 食管囊肿（Esophageal Cysts）

11 食管恶性病变（Malignant Lesions of the Esophagus）（具体见第四部分病理分类）

12 其他食管疾病（Other Diseases of Esophagus）

　　12.1 食管静脉曲张（Esophageal Varices）

　　12.2 食管出血（Esophageal Haemorrhage）

　　12.3 胃 - 食管撕裂 - 出血综合征（马洛里 - 韦斯综合征）〔Gastro-esophageal Laceration-haemorrhage Syndrome（Mallory-Weiss Syndrome）〕

　　12.4 查加斯病引起的巨食管症（Megaesophagus in Chagas' Disease）

二、手术治疗（Surgery）

1 手术治疗（Operation）

　　1.1 无（No）

　　1.2 有（Yes）

2 手术日期（Date of Operation）

　　2.1 年（Year）

　　2.2 月（Month）

2.3 日（Day）

3 手术医师（Operators）

  3.1 术者（Surgeon）

  3.2 第一助手（First Assistant）

  3.3 第二助手（Second Assistant）

4 手术分类（Operation）

  4.1 完全性切除（Complete Resection）

  4.2 不完全性切除（Incomplete Resection）

  4.3 挽救性手术（Salvage Surgery）

  4.4 探查手术（Exploratory Surgery）

  4.5 姑息手术（Palliative Surgery）

5 代食管器官（Conduit）

  5.1 胃（Gastric）:管胃 / 全胃（Gastric Tube or Whole Stomach）

  5.2 结肠（Colon）

  5.3 空肠（Jejunum）

6 吻合方式及重建路径（Anastomosis Mode and Route of Reconstruction）

  6.1 手工或器械吻合（Manual or Mechanical Suture）

  6.2 胸前路径（Antethoracic Route）

  6.3 胸骨后路径（Retrosternal Route）

  6.4 后纵隔路径（Posterior Mediastinal Route）

7 扩大切除（Extended Eesection）

  7.1 部分心包切除（Partial Resection of Pericardium）

  7.2 部分胸导管切除（Partial Resection of Thoracic Duct）

  7.3 部分主动脉壁切除（Partial Resection of Aortic Wall）

8 淋巴结清扫术（Lymphadenectomy）

8.1　三野清扫（Three Field Lymphadenectomy）

8.2　二野清扫（Two Field Lymphadenectomy）

8.3　扩大二野清扫（Extended Two Field Lymphadenectomy）

9　手术方式（Surgical Approach）

9.1　右胸 - 腹 - 颈食管切除食管胃颈部吻合术［Right Thoracotomy -laparotomyesophagectomy with Cervical Esophagogastric Anastomosis（McKeown Esophagogastrectomy）］

9.1.1　胸腔镜下右胸 - 腹 - 颈食管切除食管胃颈部吻合术（Right Rhoracoscopic-Laparotomy Esophagectomy with Cervical Esophagogastric Anastomosis）

9.1.2　胸腹腔镜下右胸 - 腹 - 颈食管切除食管胃颈部吻合术［Right Thoracoscopic- Laparoscopic-Esophagectomy with Cervical Esophagogastric Anastomosis（Minimally Invasive McKeown Esophagogastrectomy）］

9.1.3　腹腔镜下右胸 - 腹 - 颈食管切除食管胃颈部吻合术（Right Thoracotomy-Laparoscopic-Esophagectomy with Cervical Esophagogastric Anastomosis）

9.1.4　机器人右胸 - 腹 - 颈食管切除食管胃颈部吻合术（Robotic Right Thoracoscopic-Laparoscopic-Esophagectomy with Cervical Esophagogastric Anastomosis）

9.2　右胸 - 腹 - 颈食管切除结肠代食管颈部吻合术（Right Thoracotomy-Laparotomy-Esophagectomy with Cervical Esophagocolic Anastomosisusing Colon Conduit）

9.2.1　胸腔镜下右胸 - 腹 - 颈食管切除结肠代食管颈部吻合术（Right Thoracoscopic-Laparotomy-Esophagectomy with Cervical Esophagocolic Anastomosisusing Colon Conduit）

9.2.2 胸腹腔镜下右胸 - 腹 - 颈食管切除结肠代食管颈部吻合术（Right Thoracoscopic-Laparoscopic-Esophagectomy with Cervical Esophagocolic Anastomosisusing Colon Conduit）

9.2.3 腹腔镜下右胸 - 腹 - 颈食管切除结肠代食管颈部吻合术（Right Thoracotomy-laparoscopic Esophagectomy with Cervical Esophagocolic Anastomosisusing Colon Conduit）

9.2.4 机器人右胸 - 腹 - 颈食管切除结肠代食管颈部吻合术（Robotic Right Rhoracoscopic- laparoscopic Esophagectomy with Cervical Esophagocolic Anastomosisusing Colon Conduit）

9.3 经右胸 - 上腹 - 食管切除胸内吻合手术［Right Thoracotomy-laparotomy Esophagectomy with Intrathoracic Esophagogastric Esophagogastric Anastomosis（Ivor Lewis Esophagogastrectomy）］

9.3.1 胸腔镜下右胸上腹食管切除胸内吻合手术（Right Thoracoscopic-laparotomy Esophagectomy with Intrathoracic Esophagogastric Anastomosis）

9.3.2 胸腹腔镜下右胸上腹食管切除胸内吻合手术［Right Thoracoscopic- laparoscopic Esophagectomy with Intrathoracic Esophagogastric Anastomosis（Minimally Invasive Ivor Lewis Esophagogastrectomy）］

9.3.3 腹腔镜下右胸上腹食管切除胸内吻合手术（Right

Thoracotomy - laparoscopic Esophagectomy with Intrathoracic Esophagogastric Anastomosis）

9.3.4 机器人右胸上腹食管切除胸内吻合手术〔Robotic Right thoracoscopic- laparoscopic Esophagectomy with Intrathoracic Esophagogastric Anastomosis（Robotic Minimally Invasive Ivor Lewis Esophagogastrectomy）〕

9.4 经右胸上腹食管切除结肠代食管胸内吻合手术（Right Thoracotomy-laparotomy Esophagectomy with Intrathoracic Esophagocolic Anastomosisusing Colon Conduit）

9.4.1 胸腔镜下右胸上腹食管切除结肠代食管胸内吻合手术（Right thoracoscopic -laparotomy Esophagectomy with Intrathoracic Esophago Colic Anastomosisusing Colon Conduit）

9.4.2 胸腹腔镜下右胸上腹食管切除结肠代食管胸内吻合手术（Right Thoracoscopic- laparoscopic Esophagectomy with Intrathoracic Esophago Colic Anastomosis Using Colon Conduit）

9.4.3 腹腔镜下右胸上腹食管切除结肠代食管胸内吻合手术（Right Thoracotomy-laparoscopic Esophagectomy with Intrathoracic Esophago Colic Anastomosis Using Colon Conduit）

9.4.4 机器人右胸上腹食管切除结肠代食管胸内吻合手术（Robotic Right Thoracoscopic- laparoscopic Esophagectomy with Intrathoracic Esophago Colic Anastomosis Using Colon Conduit）

9.5 经右胸上腹食管切除空肠代食管胸内吻合手术
（Right Thoracotomy-laparotomy Esophagectomy with Intrathoracic Esophagojejunostomy Using Jejunum Conduit）

9.5.1 胸腔镜下右胸上腹食管切除空肠代食管胸内吻合手术（Right Thoracoscopic-Laparotomy Esophagectomy with Intrathoracic Esophagojejunostomy Using Jejunum Conduit）

9.5.2 胸腹腔镜下右胸上腹食管切除空肠代食管胸内吻合手术（Right Thoracoscopic-Laparoscopic Esophagectomy with Intrathoracic Esophagojejunostomy Using Jejunum Conduit）

9.5.3 腹腔镜下右胸上腹食管切除空肠代食管胸内吻合手术（Right Thoracotomy-Laparoscopic Esophagectomy with Intrathoracic Esophagojejunostomy Using Jejunum Conduit）

9.5.4 机器人右胸上腹食管切除空肠代食管胸内吻合手术（Robotic Right Thoracoscopic- Laparoscopic Esophagectomy with Intrathoracic Esophagojejunostomy Using Jejunum Conduit）

9.6 经左胸食管切除颈部吻合术（Left Transthoracic Esophagectomy with Cervical Anastomosis）

9.6.1 经左胸食管切除食管胃颈部吻合术（Left Transthoracic Esophagectomy with Cervical Esophagogastric Anastomosis）

9.6.2 经左胸食管切除结肠代食管颈部吻合术（Left

Transthoracic Esophagectomy with Cervical Esophagocolic Anastomosis Using Colon Conduit）

9.7 经左胸食管切除弓上吻合术（Left Transthoracic Esophagectomy with Anastomosis Above the Aortic Arch）

9.7.1 经左胸食管切除食管胃弓上吻合术（Left Transthoracic Esophagectomy with Esophagogastric Anastomosis Above the Aortic Arch）

9.7.2 经左胸食管切除结肠代食管弓上吻合术（Left Transthoracic Esophagectomy with Esophagocolic Anastomosis Above the Aortic Arch Using Colon Conduit）

9.7.3 经左胸食管切除空肠代食管弓上吻合术（Left Transthoracic Esophagectomy with Esophagojejunostomy Above the Aortic Arch Using Jejunum Conduit）

9.8 经左胸食管切除弓下吻合术（Left Transthoracic Esophagectomy with Anastomosis Below the Aortic Arch）

9.8.1 经左胸食管切除食管胃弓下吻合术（Left Transthoracic Esophagectomy with Esophagogastric Anastomosis Below the Aortic Arch）

9.8.2 经左胸食管切除结肠代食管弓下吻合术（Left Transthoracic Esophagectomy with Esophagocolic Anastomosis Below the Aortic Arch using Colon Conduit）

9.8.3 经左胸食管切除空肠代食管弓下吻合术（Left Transthoracic Esophagectomy with Esophagojejunostomy Below the Aortic Arch using Jejunum Conduit）

9.9 经左胸腹联合食管切除弓上吻合术（Left Thoracoabdominal Esophagectomy with Anastomosis Above the Aortic Arch）

9.9.1 经左胸腹联合食管切除食管胃弓上吻合术（Left Thoracoabdominal Esophagectomy with Esophagogastric Anastomosis Above the Aortic Arch）

9.9.2 经左胸腹联合食管切除结肠代食管弓上吻合术（Left Thoracoabdominal Esophagectomy with Esophagocolic Anastomosis Above the Aortic Arch Using Colon Conduit）

9.9.3 经左胸腹联合食管切除空肠代食管弓上吻合术（Left Thoracoabdominal Esophagectomy with Esophagojejunostomy Above the Aortic Arch Using Jejunum Conduit）

9.10 经左胸腹联合食管切除弓下吻合术（Left Thoracoabdominal Esophagectomy with Anastomosis Below the Aortic Arch）

9.10.1 经左胸腹联合食管切除食管胃弓下吻合术（Left Thoracoabdominal Esophagectomy with Esophagogastric Anastomosis Below the Aortic Arch）

9.10.2 经左胸腹联合食管切除结肠代食管弓下吻合术（Left Thoracoabdominal Esophagectomy with Esophagocolic Anastomosis Below the Aortic Arch using Colon Conduit）

9.10.3 经左胸腹联合食管切除空肠代食管弓下吻合

术（Left Thoracoabdominal Esophagectomy with Esophagojejunostomy Below the Aortic Arch using Jejunum Conduit）

9.11 经膈肌腹部、颈部两切口食管拔脱、食管胃颈部吻合术（Transhiatal Esophagogastrectomy）

9.12 纵隔镜下上腹颈食管切除颈部吻合术（Mediastino-scopy-laparotomy Esophagectomy with Cervical Anastomosis）

9.13 食管 - 全喉切除颈部胃咽吻合术（Total Pharyngolaryngo-Esophagectomy with Cervical Gastropharyngeal Anastomosis）

10 内镜治疗（Endoscopic Therapy）

10.1 内镜黏膜切除术（Endoscopic Mucosal Resection, EMR）

10.2 内镜黏膜下剥离术（Endoscopic Submucosal Resection, ESD）

11 消融治疗（Ablation）

11.1 光动力治疗（Photodynamic Therapy）

11.2 射频消融（Radiofrequency Ablation）

12 术中肿瘤描述（Intraoperative Tumor Description）

12.1 肿瘤大小（Tumor Size）

12.2 位置（Location）

12.3 局部侵犯情况（Local Invasion）

13 手术时长（Operation Time）

14 出血量（Bleeding Volume）

三、食管癌围手术期治疗（Perioperative Therapy for Esophageal Carcinoma）

1 食管癌放疗（Radiation Therapy for Esophageal Carcinoma）

    1.1 新辅助放疗（Neoadjuvant Radiotherapy）

    1.2 辅助放疗（Adjuvant Radiotherapy）

    1.3 新辅助同步化放疗（Neoadjuvant Concurrent Chemoradiotherapy）

    1.4 术中放疗（Intraoperative Radiotherapy）

    1.5 根治性化放疗（Radical Chemoradiotherapy）

    1.6 根治性放疗（Radical Radiotherapy）

    1.7 序贯化放疗（Sequential Chemoradiotherapy）

2 食管癌化疗（Chemotherapy for Esophageal Carcinoma）

    2.1 新辅助化疗（Neoadjuvant Chemotherapy）

    2.2 辅助化疗（Adjuvant Chemotherapy）

四、食管肿瘤病理诊断（Esophageal Tumor Pathology）（表 4-1）

表 4-1 WHO 食管癌组织学分类（2000）

上皮性肿瘤（Epithelial Tumors）	
鳞状细胞乳头状瘤（Squamous Cell Papilloma）	8052/0
上皮内瘤变（Intraepithelial Neoplasia）	
鳞状上皮（Squamous）	
腺上皮（腺瘤）Glandular（Adenoma）	
癌（Carcinoma）	

续表

鳞状细胞癌（Squamous Cell Carcinoma）	8070/3
疣状（鳞状细胞）癌［Verrucous（Squamous）Carconoma］	8051/3
基底鳞状细胞癌（Basaloid Squamous Cell Carcinoma）	8083/3
梭形细胞（鳞状细胞）癌［Spindle Cell（Squamous） Carcinoma］	8074/3
腺癌（Adenocarcinoma）	8140/3
腺鳞癌（Adenosquamous Carcinoma）	8560/3
黏液表皮样癌（Mucoepidermoid Carcinoma）	8430/3
腺样囊性癌（Adenoid Cystic Carcinoma）	8200/3
小细胞癌（Small Cell Carcinoma）	8041/3
未分化癌（Undifferentiated Carcinoma）	8020/3
其他（Others）	
类癌（Carcinoid Tumor）	8240/3
非上皮性肿瘤（Non-epithelial Tumors）	
平滑肌瘤（Leiomyoma）	8890/0
脂肪瘤（Lipoma）	8850/0
颗粒细胞瘤（Granular Cell Tumor）	9580/0
胃肠间质瘤（Gastrointestinal Stromal Tumor）	8936/1
良性（Benign）	8936/0
不确定,恶性倾向（Uncertain Malignant Potential）	8936/1
恶性（Malignant）	8936/3
平滑肌肉瘤（Leiomyosarcoma）	8890/3
横纹肌肉瘤（Rhabdomyosarcoma）	8900/3
Kaposi 肉瘤（Kaposi Sarcoma）	0140/3
恶性黑色素瘤（Malignant Melanoma）	
其他（Others）	
继发性肿瘤（Secondary Tumor）	

五、食管癌 TNM 分期（Esophageal Cancer TNM Staging）（表 4-2）

表 4-2 食管和食管胃交界部癌 TNM 分期标准（AJCC/UICC 第 8 版）

分类	标准
T（原发肿瘤）分期	
T_x	原发肿瘤不能确定
T_0	无原发肿瘤证据
Tis	重度不典型增生，定义为恶性细胞未突破基底膜
T_1	肿瘤侵犯黏膜固有层，黏膜肌层，或黏膜下层
T_{1a} [#]	肿瘤侵犯黏膜固有层或黏膜肌层
T_{1b} [#]	肿瘤侵犯黏膜下层
T_2	肿瘤侵犯固有肌层
T_3	肿瘤侵犯食管外膜
T_4	肿瘤侵犯食管邻近组织器官
T_{4a} [#]	肿瘤侵犯胸膜、心包、奇静脉、膈肌或腹膜
T_{4b} [#]	肿瘤侵犯其他邻近组织，如主动脉、椎体或气管

续表

分类	标准
N(区域淋巴结)分期	
N_x	区域淋巴结转移不能确定
N_0	无区域淋巴结转移
N_1	1~2 枚区域淋巴结转移
N_2	3~6 枚区域淋巴结转移
N_3	≥7 枚区域淋巴结转移
M(远处转移)分期	
M_0	无远处转移
M_1	有远处转移
G(肿瘤分化程度)分类	
腺癌 G 分类	
G_x	分化程度不能确定
G_1	高分化,>95% 的肿瘤组织由分化好的腺体组成
G_2	中分化,50%~95% 的肿瘤组织显示腺体形成
G_3^*	低分化,肿瘤组织由片状和巢状细胞组成,其中形成腺体结构的细胞成分 <50%

续表

分类	标准
鳞状细胞癌 G 分类	
G_x	分化程度不能确定
G_1	高分化,有明显的角化珠结构及较少量的非角化基底样细胞,肿瘤细胞呈片状分布,有丝分裂少
G_2	中分化,呈现出各种不同的组织学表现,从角化不全到角化程度很低再到角化珠基本不可见
$G_3^※$	低分化,主要是由基底样细胞组成的大小不一的巢状结构,内有大量中心性坏死;由片状或铺路石样肿瘤细胞组成的巢状结构,其中偶见少量的角化不全细胞或角化的细胞
鳞状细胞癌 L(位置)分段$^△$	
Lx	肿瘤位置不能确定
Upper	颈部食管至奇静脉弓下缘
Middle	奇静脉弓下缘至下肺静脉下缘
Lower	下肺静脉下缘至胃,包含食管胃交界部

注:$^#$亚类别;

* 如果对"未分化癌"进一步检查发现腺体成分,则属于 G_3 期腺癌;

$^※$ 如果对"未分化癌"进一步检查发现鳞状细胞成分或经过进一步分析仍考虑"未分化",则归为 G_3 期鳞状细胞癌;

$^△$位置依据为食管肿瘤的中心所在部位,见图 4-1

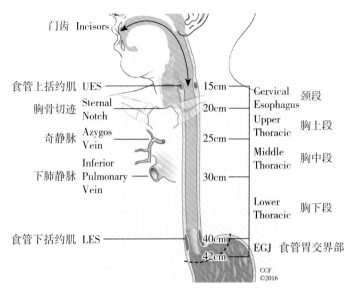

门齿 Incisors

食管上括约肌 UES — 15cm — Cervical Esophagus 颈段

胸骨切迹 Sternal Notch — 20cm — Upper Thoracic 胸上段

奇静脉 Azygos Vein — 25cm — Middle Thoracic 胸中段

下肺静脉 Inferior Pulmonary Vein — 30cm —

Lower Thoracic 胸下段

食管下括约肌 LES — 40cm — EGJ 食管胃交界部

42cm

CCF ©2016

图 4-1　食管分段及位置

食管癌原发灶的位置,包括标准的内镜下测量病变区域与门齿的距离。精确测量取决于体型和身高。食管癌的原发部位依肿块的中心所在位置来决定。累及食管胃交界部(Esophagogastric Junction,EGJ)的肿瘤的中点在邻近贲门 2 cm 的范围内(Siewert Types Ⅰ/Ⅱ),依据食管癌分期。如肿瘤中点在 EGJ 以远 2cm 范围以外,即使侵犯贲门,都使用胃癌 TNM 分期系统

食管癌分期中的区域淋巴结分组从左(图 4-2A)、右(图 4-2B)至前(图 4-2C)。

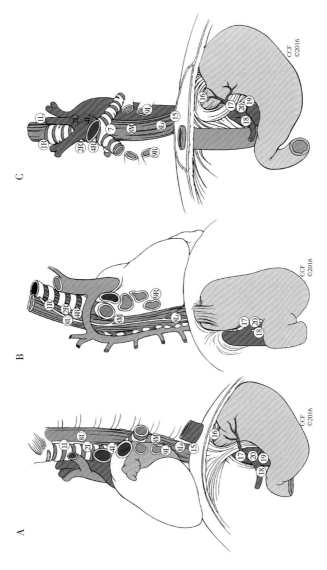

图4-2　食管癌淋巴结分布图

1R:右侧下颈区气管旁淋巴结,在锁骨上气管旁至肺尖的区域;1L:左侧下颈区气管旁淋巴结,在锁骨上气管旁至肺尖的区域;2R:右上气管旁淋巴结,头臂干动脉尾缘与气管交叉之间;2L:左上气管旁淋巴结,主动脉弓顶部与肺尖之间;4R:右下气管旁淋巴结,头臂干动脉尾缘与气管交叉的水平至奇静脉弓的上缘之间;4L:左下气管旁淋巴结,主动脉弓顶部与隆突之间;7:隆突下淋巴结;8U:胸上段食管旁淋巴结,肺尖至气管分叉;8M:胸中段食管旁淋巴结,气管分叉至下肺静脉的下缘;8Lo:胸下段食管旁淋巴结,下肺静脉下缘至食管胃交界部;9R:下肺韧带淋巴结,位于右侧下肺韧带淋巴结,位于左侧下肺韧带内;9L:下肺韧带淋巴结,位于左侧下肺韧带内;15:横膈淋巴结,位于膈肌顶部并且与膈肌脚后方;16:贲门旁淋巴结,紧邻食管

管胃交界部;17:胃左淋巴结,沿胃左动脉走行;18:肝总淋巴结,肝总动脉近端淋巴结;19:膈淋巴结,紧邻食管近端淋巴结;20:腹腔干淋巴结,位于腹腔干根部;颈部食管周围Ⅵ区及Ⅷ区淋巴结根据头颈部淋巴结图进行命名

六、食管癌诱导治疗疗效评价（Evaluation of Inductive Therapy）

1 完全缓解（Complete Response，CR）

2 部分缓解（Partial Response，PR）

3 疾病进展（Progressive Disease，PD）

4 疾病稳定（Stable Disease，SD）

七、食管癌外科治疗疗效评价（Evaluation of Surgical Therapy）

1 治愈（Cure）

2 好转（Improved）

3 未愈（Not Cured）

4 死亡（Death）

八、食管癌随访预后（Follow-up and Prognosis）

1 治愈（Cure）

   1.1 有（Yes）

   1.2 无（No）

2 转移（Metastasis）

   2.1 有（Yes）

   2.2 无（No）

3 复发（Recurrence）

   3.1 有（Yes）

   3.2 无（No）

4 死亡（Death）

4.1 日期（Date）

4.2 死亡原因（Causes of Death）

  4.2.1 肿瘤相关死亡（Tumor-Related Death）

  4.2.2 非肿瘤相关死亡（Non-Tumor-Related Death）

第五章 纵隔疾病诊疗术语

一、手术治疗（Surgery）

1 手术治疗（Surgery Performed）

  1.1 有（Yes）

  1.2 无（No）

2 手术日期（Date of Operation）

  2.1 年（Year）

  2.2 月（Month）

  2.3 日（Day）

3 手术医师（Operators）

  3.1 术者（Surgeon）

  3.2 第一助手（First Assistant）

  3.3 第二助手（Second Assistant）

4 手术方式（Operation）

  4.1 电视胸腔镜手术（Video Assisted Thoracic Surgery/VATS）

  4.2 开胸手术（Thoracotomy）

  4.3 机器人胸外科手术（Robot-Assisted Thoracic Surgery/RATS）

  4.4 纵隔镜（Mediastinoscopy）

4.5 中转开胸（Conversion to Thoracotomy）

4.6 经颈部手术（Transcervical Operation）

4.7 胸骨部分劈开手术（Partial Sternotomy）

4.8 全胸骨劈开手术（Median Sternotomy）

4.9 双侧胸腔镜手术（Bilateral Video Assisted Thoracic Surgery）

4.10 经剑突下胸腔镜手术（Subxiphoid Video Assisted Thoracic Surgery）

5 手术名称（Procedures）

5.1 前纵隔肿瘤切除术（Anterior Mediastinal Tumor Resection）

5.2 中纵隔肿瘤切除术（Middle Mediastinal Tumor Resection）

5.3 后纵隔肿瘤切除术（Posterior mediastinal Tumor Resection）

5.4 上纵隔肿瘤切除术（Superior Mediastinal Tumor Resection）

5.5 下纵隔肿瘤切除术（Inferior Mediastinal Tumor Resection）

5.6 胸腺扩大切除术（Extended Thymectomy）

5.7 胸腺瘤扩大切除术（Extended Resection of Thymoma）

5.8 胸腺囊肿切除术（Resection of Thymic Cyst）

5.9 胸腺切除术（Thymectomy）

5.10 部分／姑息性肿瘤切除术（Partial/Palliative Tumor Resection）

5.11 上腔静脉成形术（Superior Vena Cava Angioplasty）

5.12 上腔静脉置换术(Superior Vena Cava Replacement)

5.13 无名静脉成形术(Brachiocephalic Vein Angioplasty)

5.14 无名静脉置换术(Brachiocephalic Vein Replacement)

5.15 锁骨下动脉成形术(Subclavian Artery Angioplasty)

5.16 锁骨下动脉置换术(Subclavian Artery Replacement)

5.17 颈总动脉成形术(Carotid Artery Angioplasty)

5.18 颈总动脉置换术(Carotid Artery Replacement)

5.19 纵隔引流术(Mediastinal Erainage)

6 临床分区诊断

6.1 前纵隔肿瘤(Anterior Mediastinal Tumor)

6.2 中纵隔肿瘤(Middle Mediastinal Tumor)

6.3 后纵隔肿瘤(Posterior Mediastinal Tumor)

6.4 上纵隔肿瘤(Superior Mediastinal Tumor)

6.5 下纵隔肿瘤(Inferior Mediastinal Tumor)

二、放疗(Radiotherapy)

1 无(No)

2 有(Yes)

2.1 放疗开始日期(Radiotherapy Start Date)

2.2 放疗结束日期(Radiotherapy End Date)

2.3 放疗方案(Radiotherapy Regimen)

2.3.1 粒子治疗(Particle Therapy)

2.3.1.1 质子治疗(Proton Therapy)

2.3.1.2 重离子治疗(Heavy Ion Therapy)

2.3.2 容积调强弧形疗法(Volumetric Modulated Arc Therapy, VMAT)

2.3.3 传统体外射线疗法 /2D 放疗[Conventional External Beam Radiation Therapy(2DXRT)]

2.3.4 图像引导放疗(Image Guided Radiotherapy,IGRT)

2.3.5 调强放疗(Intensity Modulated Radiotherapy,IMRT)

2.3.6 立体定位放疗(Stereotactic Radiotherapy,SRT)

  2.3.6.1 立体定位放射手术(Stereotactic Radiosurgery, SRS)

  2.3.6.2 立体定位身体放疗(Stereotactic Body Radiation Therapy,SBRT)

  2.3.6.3 螺旋断层放疗系统 / 拓姆刀[Tomotherapy System(TOMO)]

  2.3.6.4 伽马刀[Gamma Knife(γ-D)]

2.3.7 三维适形放疗(3-dimensional Conformal Radiation Therapy,3D-CRT)

2.4 放疗方式(Radiation Methods)

2.5 剂量分割方式(Fractionated Regimen)

2.5.1 常规分割放疗(Conventional Fractionated Radiotherapy,CFR)

2.5.2 非常规分割放疗(Unconventional Fractionation Radiotherapy,UCFR)

  2.5.2.1 加速放疗(Accelerated Fractionation Radiotherapy,AFR)

  2.5.2.2 大分割(低分割)放疗(Hypofraction Radiotherapy,HR)

  2.5.2.3 超分割放疗(Hyper-fraction Radiotherapy,HF)

  2.5.2.4 加速超分割放疗(Accelerated Hyper-fractionation Radiotherapy，AHF）

2.6 放疗总剂量（Dose of Radiotherapy）

三、化疗（Chemotherapy）

1 无（No）

2 有（Yes）

2.1 化疗开始日期（Chemotherapy Start Date）

2.2 化疗结束日期（Chemotherapy End Date）

2.3 化疗方案（Chemotherapy Regimen）

2.4 化疗性质（Chemotherapy Agent）

2.5 化疗周期数（Cycles of Chemotherapy）

四、病理诊断（Pathology）

1 纵隔炎性感染性疾病（Mediastinal Inflammatory/Infectious Conditions）

1.1 急性纵隔炎（Acute Mediastinitis）

1.2 坠入性纵隔炎（Descending Mediastinitis）

1.3 坏死性纵隔炎（Necrotizing Mediastinitis）

1.4 亚急性纵隔感染（Subacute Mediastinitis）

1.5 慢性纤维性纵隔炎（Chronic Fibrosing Mediastinitis）

2 纵隔囊性疾病（Mediastinal Cystic Lesions）

2.1 纵隔胃肠囊肿（Mediastinal Gastroenteric Cyst）

2.2 心包囊肿（Pericardial Cyst）

2.3 支气管囊肿（Bronchial Cyst）

2.4 胸腺囊肿（Thymic Cyst）

3 纵隔异位性疾病（Mediastinal Ectopic Lesions）

3.1　纵隔异位甲状腺（Mediastinal Ectopic Thyroid）

3.2　纵隔异位甲状旁腺（Mediastinal Ectopic Parathyroid）

4　纵隔肿瘤（Mediastinal Tumors）

4.1　纵隔神经源性肿瘤（Mediastinal Neurogenic Tumors）

4.1.1　纵隔神经鞘瘤（Mediastinal Neurilemmoma）

4.1.2　纵隔神经纤维瘤（Mediastinal Neurofibroma）

4.1.3　纵隔恶性周围神经鞘瘤（Mediastinal Malignant Peripheral Nerve Sheath Tumor）

4.1.4　纵隔成神经细胞瘤（Mediastinal Neuroblastic Tumors）

4.1.5　纵隔神经母细胞瘤（Mediastinal Neuroblastoma）

4.1.6　纵隔神经节成神经细胞瘤（Mediastinal Ganglioneuroblastoma）

4.1.7　纵隔神经节瘤（Mediastinal Ganglioneuroma）

4.1.8　纵隔副神经节瘤（Mediastinal Paraganglioma）

4.2　纵隔生殖细胞肿瘤（Mediastinal Germ Cell Tumors）

4.2.1　纵隔畸胎瘤（Mediastinal Teratoma）

4.2.2　纵隔精原细胞瘤（Mediastinal Seminoma）

4.2.3　纵隔胚胎癌（Mediastinal Embryonal Carcinoma）

4.2.4　纵隔卵黄囊瘤（Mediastinal Yolk Sac Tumor）

4.2.5　纵隔绒毛膜癌（Mediastinal Choriocarcinoma）

4.3　纵隔淋巴组织增殖性疾病（Mediastinal Lymphoproliferative Disorders）

4.3.1　纵隔霍奇金淋巴瘤（Hodgkin's Lymphoma of the Mediastinum）

4.3.2　纵隔 T 淋巴细胞瘤（Mediastinal T-lymphoblastic

Lymphoma）

4.3.3 原位纵隔（胸腺）大 B 细胞淋巴瘤［Primary Mediastinal（Thymic)Large B-cell Lymphoma］

4.3.4 纵隔退行性大细胞淋巴瘤（Anaplastic Large-cell Lymphoma of the Mediastinum）

4.3.5 纵隔骨髓样肉瘤（Mediastinal Myeloid Sarcoma）

4.3.6 纵隔 Castleman 病（Mediastinal Castleman Disease）

4.3.7 纵隔滤泡树枝状细胞肉瘤（Mediastinal Follicular Fendritic Cell Sarcoma）

4.4 纵隔间质细胞肿瘤（Mediastinal Mesenchymal Tumors）

4.4.1 纵隔淋巴管瘤（Mediastinal Lymphangioma）

4.4.2 纵隔脂肪肉瘤（Mediastinal Liposarcoma）

4.4.3 纵隔横纹肌肉瘤（Mediastinal Rhabdomyosarcoma）

5 纵隔胸腺非肿瘤性疾病（Mediastinal Non-neoplastic Diseases）

5.1 单房和多房胸腺囊肿（Unilocular and Multilocular Thymic Cysts）

5.2 胸腺发育不全（Thymic Dysplasia）

5.3 急性胸腺退化（应激性胸腺退化）（Acute Involution of Thymus / Stress-induced Thymic Involution）

5.4 真性胸腺增生（True Thymic Hyperplasia）

5.5 胸腺淋巴样组织增生（Lymphoid Hyperplasia of the Thymus）

6 胸腺瘤（Thymic Tumors）（2013）

6.1 WHO-A 型胸腺瘤（WHO Type A Thymoma）

6.2 WHO-AB 型胸腺瘤（WHO Type AB Thymoma）

　　6.3　WHO-B1 型胸腺瘤（WHO Type B1 Thymoma）

　　6.4　WHO-B2 型胸腺瘤（WHO Type B2 Thymoma）

　　6.5　WHO-B3 型胸腺瘤（WHO Type B3 Thymoma）

　　6.6　WHO-C 型胸腺瘤 / 胸腺癌（WHO Type C Thymoma/
　　　　Thymic Carcinoma）

7　其他胸腺肿瘤（Other Thymic Tumors）

　　7.1　胸腺神经内分泌癌（Thymic Neuroendocrine Carcinoma）

　　7.2　胸腺脂肪瘤（Thymolipoma）

五、胸腺瘤分期（Staging System for Thymic Tumors）

1　Masaoka 分期（Masaoka Staging）（1981 年）

　　1.1　Ⅰ

　　1.2　Ⅱ

　　　　1.2.1　Ⅱa

　　　　1.2.2　Ⅱb

　　1.3　Ⅲ

　　　　1.3.1　Ⅲa

　　　　1.3.2　Ⅲb

　　1.4　Ⅳ

　　　　1.4.1　Ⅳa

　　　　1.4.2　Ⅳb

2　IASLC/ITMIG 胸腺瘤 TNM 分期（the IASLC/ITMIG Thymic
　　Epithelial Tumors Staging）（2009 年）

　　2.1　T

　　　　2.1.1　T_{1a}

　　　　2.1.2　T_{1b}

2.1.3 T_2

2.1.4 T_3

2.1.5 T_4

2.2 N

2.2.1 N_0

2.2.2 N_1

2.2.3 N_2

2.3 M

2.3.1 M_0

2.3.2 M_{1a}

2.3.3 M_{1b}

2.4 分期

2.4.1 Ⅰ期

2.4.2 Ⅱ期

2.4.3 Ⅲa 期

2.4.4 Ⅳb 期

2.4.5 Ⅳa 期

2.4.6 Ⅳb 期

3 重症肌无力 Osserman 分型（Osserman Classification）(1961 年)

3.1 Ⅰ型

3.2 Ⅱa 型

3.3 Ⅱb 型

3.4 Ⅲ型

3.5 Ⅳ型

4 美国重症肌无力基金会临床分型（Myasthenia Gravis Foun-dation of America Disease Classifications）（2000 年）

4.1　Ⅰ

4.2　Ⅱa

4.3　Ⅱb

4.4　Ⅲa

4.5　Ⅲb

4.6　Ⅳa

4.7　Ⅳb

4.8　Ⅴ

六、预后（Prognosis）

1　治愈（Cure）

　　1.1　有（Yes）

　　1.2　无（No）

2　转移（Metastasis）

　　2.1　有（Yes）

　　2.2　无（No）

3　复发（Recurrence）

　　3.1　有（Yes）

　　3.2　无（No）

4　死亡（Death）

　　4.1　日期（Date）

　　4.2　死亡原因（Causes of Death）

　　　　4.2.1　肿瘤相关死亡（Tumor-related Death）

　　　　4.2.2　非肿瘤相关死亡（Non-tumor-related Death）

第六章　胸壁疾病诊疗术语

1 先天性胸壁畸形（Congenital Chest Wall Deformities）

  1.1 漏斗胸（Pectus Excavatum）

    1.1.1 漏斗胸手术方法（Surgery for Pectus Excavatum）

      1.1.1.1 漏斗胸矫正术（Surgical Correction of Pectus Excavatum）

      1.1.1.2 漏斗胸 NUSS 手术（Minimally Invasive Surgery for Pectus Excavatum, Nuss Operation）

      1.1.1.3 胸骨翻转法（Sternal Turnover）

      1.1.1.4 胸骨抬举法（Sternal Elevation）

  1.2 鸡胸（Pectus Carinatum）

    1.2.1 鸡胸的治疗（Surgery for Pectus Carinatum）

      1.2.1.1 鸡胸矫正术（Surgical Correction of Pectus Carinatum）

      1.2.1.2 胸骨翻转法（Sternal Turnover）

      1.2.1.3 胸骨沉降法（Sternal Depression）

      1.2.1.4 鸡胸 NUSS 手术（Minimally Invasive Surgery for Pectus Carinatum, Nuss Operation）

  1.3 胸廓出口综合征（Thoracic Outlet Syndrome）

    1.3.1 颈肋切除术（Cervical Rib Resection）

1.3.2 第 1 肋骨切除术（First Rib Resection）

1.3.3 胸廓出口综合征复发再手术（Reoperation for Recurrent Thoracic Outlet Syndrome）

2 胸壁肿瘤（Chest Wall Tumor）

2.1 胸壁肿瘤切除（Resection of Chest Wall Tumor）

2.2 胸壁肿瘤切除加胸壁重建（Resection of Chest Wall Tumor and Reconstruction）

3 胸壁感染（Chest Wall Infection）

3.1 胸骨骨髓炎（Sternal Osteomyelitis）

3.1.1 胸骨部分切除与重建（Partial Sternal Resection and Reconstruction,Sternoplasty）

3.1.2 胸骨全部切除与重建（Complete Sternal Resection and Reconstruction,Sternoplasty）

3.2 肋骨肋软骨感染（Chest Wall / Rib Osteomyelitis）

3.2.1 肋骨肋软骨切除（Chest Wall Resection）

3.2.2 肋骨肋软骨切除与重建（Partial Chest Wall Resection and Reconstruction,Thoracoplasty）

3.3 软组织感染（Soft Tissue Infection）

3.3.1 软组织清除术（Soft Tissue Excision / Debridement）

4 胸壁结核（Tuberculosis of the Chest Wall）

4.1 结核病灶清除术（Resection of Tuberculous Focus）

4.2 结核病灶清除及成形术（Resection of Tuberculous Focus and Chest Wall Reconstruction）

第七章 胸膜腔疾病诊疗术语

1 气胸（Pneumothorax）

  1.1 原发自发性气胸（Primary Spontaneous Pneumothorax）

  1.2 继发自发性气胸（Secondary Spontaneous Pneumothorax）

  1.3 医源性气胸（Iatrogenic Pneumothorax）

  1.4 创伤性气胸（Traumatic Pneumothorax）

  1.5 气胸的治疗（Treatment of Pneumothorax）

    1.5.1 胸腔穿刺术（Thoracentesis / Pleurocentesis）

    1.5.2 胸腔闭式引流术（Chest Drainage / Tube Thoracostomy）

    1.5.3 胸膜粘连术（Pleurodesis）

    1.5.4 肺大疱切除、修补术（Lung Bullectomy / Bleb Resection /Bulla Plication）

    1.5.5 部分肺切除术（Lung Wedge Resection）

2 脓胸（Empyema Thoracis）

  2.1 急性脓胸（Acute Empyema）

  2.2 慢性脓胸（Chronic Empyema）

  2.3 脓胸的外科治疗（Surgical Treatment of Empyema）

    2.3.1 经肋间胸腔闭式引流术（Closed Chest Drainage with Chest Tube/Drain）

2.3.2 经肋床胸腔闭式引流术（Closed Chest Drainage with Rib Resection）

2.3.3 插管开放引流术（Open Chest Drainage with Chest Tube/Drain）

2.3.4 开窗引流术（Open Thoracostomy Drainage / Eloesser Procedure）

2.3.5 胸膜剥脱术（Pleural Decortication）

2.3.6 肌瓣和大网膜填塞术（Muscle and Omental Flap Closure of the Pleural Space）

2.3.7 胸廓成形术（Thoracoplasty）

   2.3.7.1 胸膜外胸廓成形术（Extrapleural Thoracoplasty）

   2.3.7.2 胸膜内胸廓成形术（Intrapleural Thoracoplasty）

3 乳糜胸（Chylothorax）

3.1 胸导管结扎术（Ligation of the Thoracic Duct）

3.2 胸导管和奇静脉吻合术（Anastomosis between the Thoracic Duct and the Azygos Vein）

3.3 胸膜粘连术（Pleurodesis）

4 胸膜肿瘤（Pleural Tumors）

4.1 胸膜良性肿瘤（Benign Pleural Tumor）

4.1.1 单纯肿瘤切除术（Simple Resection of Tumor）

4.1.2 肿瘤合并肺切除术（En Bloc Resection of Tumor with Lung）

4.1.3 肿瘤合并胸壁整块切除术（En Bloc Resection of Tumor with Chest Wall）

4.2 胸膜恶性肿瘤（Malignant Pleural Tumor）

4.2.1 胸膜全肺切除术（Extra-pleural Pneumonectomy，

EPP）

4.2.2 胸膜切除术（Pleurectomy and Eecortication，PD）

4.2.3 胸腔镜下化学性胸膜粘连术（VATS Pleurodesis）

4.3 恶性胸膜腔积液（Malignant Pleural Effusion）

4.3.1 恶性胸膜腔积液病理（Malignant Pleural Effusion Pathology）

4.3.1.1 肺癌相关性胸膜腔积液（Malignant Pleural Effusion Associated with Lung Cancer）

4.3.1.2 乳腺癌相关性胸膜腔积液（Malignant Pleural Effusion Associated with Breast Cancer）

4.3.1.3 淋巴瘤相关性胸膜腔积液（Malignant Pleural Effusion Associated with Lymphoma）

4.3.1.4 胃肠道肿瘤相关性胸膜腔积液（Malignant Pleural Effusion Associated with Gastrointestinal Cancer）

4.3.1.5 卵巢癌相关性胸膜腔积液（Malignant Pleural Effusion Associated with Ovarian Cancer）

4.3.1.6 胸膜恶性间皮瘤相关性胸膜腔积液（Malignant Pleural Effusion Associated with Malignant Mesothelioma）

4.3.2 恶性胸膜腔积液的治疗（Treatment of Malignant Pleural Effusion）

4.3.2.1 局部治疗（Local Treatment）

4.3.2.1.1 胸膜腔穿刺置管引流（Percutaneous Catheter Drainage）

4.3.2.1.2 胸膜腔内局部药物注射（Intrapleural

Local Drug Injection)

4.3.2.1.3 胸膜固定术(Pleurodesis)

4.3.2.2 手术治疗(Surgical Treatment)

4.3.2.2.1 胸腹膜分流术(Pleuro-peritoneal Shunt)

4.3.2.2.2 胸膜切除术(Surgical Pleurodesis / Pleu-rectomy)

4.3.2.2.3 电视胸腔镜手术(Video Assisted Thoracic Surgery,VATS)

4.3.2.3 全身治疗(Systemic Therapy)

4.3.2.3.1 化疗(Chemotherapy)

4.3.2.3.2 中医治疗(Traditional Chinese Medicine,TCM)

4.3.2.4 放射治疗(Radiotherapy)

4.3.2.5 分子靶向药物治疗(Targeted Therapy)

4.3.2.6 基因治疗(Gene Therapy)

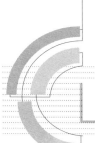

第八章　膈肌疾病诊疗术语

1　先天性膈疝（Diaphragmatic Hernia）

　　1.1　胸腹裂孔疝修补术［Repair of Congenital Posterolateral（Bochdalek）Diaphragmatic Hernia］

　　1.2　胸骨旁疝修补术［Repair of Congenital Parasternal（Morgagni）Diaphragmatic Hernia］

2　食管裂孔疝（Hiatus Hernia）

　　2.1　食管裂孔疝修补术（Surgical Repair of Hiatus Hernia）

3　创伤性膈疝（膈肌破裂）（Traumatic Diaphragmatic Hernia / Traumatic Diaphragm Rupture）

　　3.1　创伤性膈疝修补术（Repair of Traumatic Diaphragmatic Hernia）

4　膈肌膨升（Eventration of the Diaphragm）

　　4.1　膈肌折叠术（Diaphragmatic Plication Surgery/Procedure）

第九章 胸部创伤

1 单纯肋骨骨折（Rib Fracture）

  1.1 封闭疗法（Herve Block / Regional Analgesia）

  1.2 胸膜外肋间神经镇痛术（Intercostal Nerve Block）

  1.3 肋骨内固定术（Internal Rib Fixation）

  1.4 肋骨外固定术（External Rib Fixation）

2 胸骨骨折（Sternal Fracture）

  2.1 胸骨骨折闭式手法复位（Closed Reduction of Sternal Fracture）

  2.2 胸骨骨折牵引法（Traction Therapy of Sternal Fracture）

  2.3 胸骨骨折内固定术（Internal Fixation of Sternal Fracture）

3 浮动胸壁（连枷胸）(Flail Chest）

  3.1 胸壁外固定术（External Chest Wall Fixation）

  3.2 胸壁内固定术（Internal Chest Wall Fixation）

4 闭合性气胸（Closed Pneumothorax）

  4.1 胸腔穿刺术（Needle Aspiration/Pleurocentesis/Thora-cocentesis）

  4.2 胸腔引流术（Chest Drain Insertion/Tube Thoracostomy）

5 开放性气胸（Open Pneumothorax）

  5.1 开放性气胸急救处理（Emergency Management of Open

Pneumothorax）

6 张力性气胸（Tension Pneumothorax）

  6.1 胸腔引流术（Chest Drain Insertion/Tube Thoracostomy）

  6.2 肺裂伤修补术（Repair of Pulmonary Defect）

  6.3 气管及支气管断裂修补术（Repair of Tracheobronchial Defect）

7 创伤性血胸（Traumatic Hemothorax）

  7.1 胸腔闭式引流术（Chest Drain Insertion/Tube Thoracostomy）

  7.2 经胸止血术（Thoracotomy for Hemostasis）

  7.3 凝固性血胸清除术（Evacuation of Clotted Hemothorax）

  7.4 胸腔纤维板剥脱术（Decortication）

8 气管、支气管异物（Foreign Body in Airway）

  8.1 直接喉镜下异物取出术（Removal of Foreign Body by Direct Laryngoscopy）

  8.2 硬质支气管镜下异物取出术（Removal of Foreign Body by Rigid Bronchoscopy）

  8.3 纤维支气管镜下异物取出术（Removal of Foreign Body by Fiber-optic Bronchoscopy）

  8.4 经胸支气管异物取出术（Removal of Bronchial Foreign Body by Thoracotomy）

9 食管外伤（Esophageal Trauma）

  9.1 食管黏膜损伤（Esophageal Mucosal Injury）

  9.2 食管穿孔（Esophageal Perforation）

  9.3 食管破裂（Esophageal Rupture）

    9.3.1 胸腔内食管穿孔修补术（Repair of Thoracic Esop-

11.2 肺爆震伤(Blast Injury of Lung)

11.2.1 保持呼吸道通畅(Maintain Airway Patency)

11.2.2 正压辅助通气(Positive-Pressure Assisted Ventilation)

11.3 创伤性窒息(Traumatic Asphyxia)

11.3.1 对症处理(Symptomatic Treatment)

第十章　麻醉与输血

1　麻醉方式（Anesthesia）

  1.1　全身麻醉（General Anesthesia）

    1.1.1　双腔气管插管全身麻醉（General Anesthesia with Double-Lumen Endotracheal Intubation）

    1.1.2　单腔气管插管全身麻醉（General Anesthesia with Single-Lumen Endotracheal Intubation）

    1.1.3　喉罩麻醉（General Anesthesia with Laryngeal Mask）

    1.1.4　不插管麻醉（Non-intubation General Anesthesia）

  1.2　局部麻醉（Loco-Regional Anesthesia）

    1.2.1　局部浸润麻醉（Local Anesthesia）

    1.2.2　神经阻滞麻醉（Nerve Block Anesthesia）

    1.2.3　区域阻滞麻醉（Regional Block Anesthesia）

  1.3　硬膜外麻醉（Epidural Anesthesia）

2　输血（Blood Transfusion）

  2.1　有（Yes）

    2.1.1　全血（毫升）［Whole Blood（ml）］

    2.1.2　新鲜冰冻血浆（毫升）［Fresh Frozen Plasma（ml）］

    2.1.3　血小板（单位）［Platelet（u）］

    2.1.4　红细胞悬液（单位）［Red Blood Cells Suspension /

Packed Cells（u）]

2.1.5 冷沉淀（Cryoprecipitate）

2.2 无（No）

2.3 输血反应（Transfusion Reaction）

第十一章　胸外科围手术期并发症

1　出血(Hemorrhage)

1.1　术中大出血(Intraoperative Massive Hemorrhage)

术中大出血是指在手术过程中突发或持续出血,多是指在手术中大血管的意外损伤导致循环血量在较短时间内的大量丢失,具备以下特征的应定义为手术中大出血[1-3]:①术中失血量超过一个循环血量的;②3小时内失血量大于50%循环血量;③出血速度大于150ml/min,且不能及时有效控制者,或需要输入血浆或血小板治疗的[4]。

1.2　术后活动性出血(Postoperative Active Bleeding)[5]

术后活动性出血是指手术后手术区域的持续进行性出血,具备以下特征提示手术后活动性出血:①持续脉搏加快、血压降低,或虽经补充血容量血压仍不稳定;②胸腔或腹腔引流每小时引流量大于200ml,持续3小时;③血红蛋白量、红细胞计数和血细胞比容进行性降低,引流液的血红蛋白量、红细胞计数和血细胞比容进行性降低,引流液的血红蛋白量和红细胞计数与外周血接近,且迅速凝固。

1.3　术后凝固性血胸(Postoperative Hemothorax from Coa-

gulopathy）

由于肺、心脏和膈肌的活动而起着去纤维蛋白作用，析出并沉积于脏、壁胸膜表面形成粗糙的灰黄色纤维膜，故而胸膜腔内的积血一般不凝固。但如果出血较快且量多，去纤维蛋白作用不完全，积血就可发生凝固而成为凝固性血胸。

2 呼吸系统并发症

2.1 持续性漏气（Prolonged Air Leak）

持续性漏气是指胸外科手术后胸腔引流管引出气体大于 7 天[6,7]，但需从临床或纤维支气管镜除外支气管胸膜瘘者。

2.2 气胸（Pneumothorax）是指手术中或手术后非手术侧胸膜腔的胸膜腔积气，肺被压缩大于或等于 30%，需要治疗的气胸。

2.3 手术后胸腔积液/积气（Pleural Effusion/Pneumothorax）

手术后胸腔积液是指胸膜腔内积液浓稠、分隔包裹胸腔闭式引流不能有效排出，或拔除胸腔闭式引流后再度出现，患者出现发热（通常为低热），刺激性咳嗽，肺不张或呼吸困难症状，需要进一步处理者。全肺切除术后由于脏层胸膜被移除，胸膜腔已不存在，患侧胸廓残腔内积存液体在完全机化前的状态不定义为胸腔积液。

胸膜腔积气，伴残肺复张不良，占据患侧胸腔 15% 以上或有明显呼吸困难症状，有胸腔闭式引流者可有气体溢出。手术后胸膜残腔消失不全，不伴有呼吸困难症状及胸腔闭式引流显示胸内负压维持良好，无气体溢出者定义为肺叶切除术后残留空腔。全肺切除术后由于胸膜腔结构已不存在,早期患侧残气未完全吸收状态亦不定义为气胸。

2.4　术后肺炎(Pneumonia)

手术后肺炎(Postoperative Pneumonia,POP)是指手术后出现的肺部病原菌感染所致的炎症,需要与手术前已有的肺部炎症在手术后加重区分开来。目前,评价手术后肺炎的指标包括体温、血象、影像学检查和痰液性状及培养。一般认为含有以下指标 3 个或以上的应视为手术后肺炎[8,9]:①手术后 72 小时的发热,>38℃;或 72 小时以内的体温再度升高。②白细胞计数升高[>(12~15)× 10^9/L],或白细胞计数恢复正常值以后的再度升高,超过 10× 10^9/L。③胸部影像学提示肺组织实变或不断增加的斑片状阴影。④咳出脓性痰液,或痰培养阳性。其中如果包含④,仅需要其他一项即可视为 POP。研究表明对具有高危因素患者进行术前短期肺康复训练,可以降低术后肺部并发症[10,11,12]。

2.5　吸入性肺炎(Aspiration Pneumonia,AP)

吸入性肺炎是指口咽部分泌物和胃内容物反流吸入至喉部和下呼吸道,引起多种症状的肺部综合征,吸入量较大时可引起急性化学性吸入性肺炎;如果吸入量小且将咽部寄植菌带入肺内[13],可导致细菌性吸入性肺炎,常见于老年人、患有神经系统疾病或脑血管病的患者,是导致老年人死亡的主要危险因素。其他吸入性肺炎原因包括气道阻塞、肺脓肿、外源性类脂质综合征、慢性间质性肺炎和偶发分枝杆菌性肺炎等。吸入性肺炎初期以化学性炎症为主，多数患者会继发细菌或霉菌性肺炎。AP 的诊断应包括[14,15]：①患者有容易发生吸入的因素：各种原因导致的吞咽障碍或吞咽困难，鼻胃管是独立危险因素；②部分患者有明确的误吸病史；③部分有急性起病特点；④ X 线表现为两肺散在不规则片状边缘模糊阴影。肺内病变分布与吸入时体位有关，常见于肺的后下部位，以右肺为多见，发生ARDS 时可见双肺毛玻璃样改变。支气管镜如做纤支镜检查，在气管或支气管中看到食物颗粒和其他胃内容物时，具有诊断价值。

2.6 肺不张（Pulmonary Atelectasis）

经影像学明确的一个或多个肺段或肺叶的容量或含气量减少。由于肺泡内气体吸收，肺不张通常伴有受累区域的透光度降低，邻近结构（支气管、肺血管、肺间质）向不张区域聚集，有时可见肺泡腔实变，其他肺组织代偿性气肿，尤其是术中解剖肺门困难的患者，术后更需注意[16,17]。

2.7 支气管胸膜瘘（Bronchopleural Fistula，BPF）

支气管胸膜瘘是指支气管与胸膜间形成的异常通道[18]。手术后胸腔闭式引流平静呼吸持续引出大量气体或有随体位变化出现的刺激性咳嗽，咳出物性状与胸腔引流接近或类似者，持续漏气伴脓胸者均应高度怀疑支气管胸膜瘘；经胸腔内注射显色剂（亚甲蓝等）后经口伴随痰液咳出者或经纤维支气管镜证实可以确诊。

2.8 肺栓塞（Pulmonary Embolism，PE）

肺栓塞亦称肺血栓栓塞，是由于内源性或外源性的栓子堵塞肺动脉主干或分支,引起肺循环障碍的临床和病理生理综合征。患者突然出现呼吸困难、剧烈胸痛、咯血,甚至晕厥等症状;呼吸和心率增快,肺部啰音,肺动脉瓣第二心音亢进;胸片呈现肺部斑片状或楔状阴影,盘状肺不张,一侧膈肌抬高,肺动脉增粗和局限性肺纹理减少;心电图和心向量有右心受累表现:重度顺钟向转位,肺性 P 波,电轴右偏等改变;血气分析显示不伴有 $PaCO_2$ 升高的 PaO_2 下降;血乳酸脱氢酶和转氨酶升高均应高度怀疑肺栓塞,当呼吸困难伴胸痛病人首次 X 线胸片排除肺炎、气胸、肺癌、慢性阻塞性肺疾病、肋骨骨折、冠心病、心肌梗死等疾病时,应首先想到本病的可能,特别是呼吸困难严重而 X 线胸片无明显异常表现者,应高度怀疑 PE。肺动脉造影和肺动脉 CT 成像是确诊 PE 的可靠方法。

2.9　呼吸功能不全(呼吸衰竭)(Respiratory Insufficiency, Respiratory Failure)

呼吸衰竭是由各种原因导致严重呼吸功能障碍,引起动脉血氧分压(PaO_2)降低,伴或不伴有动脉血二氧化碳分压($PaCO_2$)增高而出现一系列病理生理紊乱的临床综合征。它是一种功能障碍状态,而不是一种疾病,可因肺部疾病引起也可能是各种疾病的并发症。血气分析是诊断呼吸衰竭的主要方法,根据血气分析结果可分为两种:Ⅰ型呼吸衰竭 PaO_2 低于 60mmHg 不伴有 $PaCO_2$ 高于 50mmHg;Ⅱ型呼吸衰竭则伴有 $PaCO_2$ 高于 50mmHg。

2.9.1　急性呼吸窘迫综合征(Acute Respiratory Distress Syndrome,ARDS)

急性呼吸窘迫综合征是指由心源性以外的各种肺内外致病因素导致的急性、进行性缺氧性呼吸衰竭。目前诊断 ARDS 的标准[19]如表 11-1。

表 11-1　诊断 ARDS 的标准

发病时机	在已知诱因后，或新出现或原有呼吸系统症状加重后一周内发病
胸部影像学[a]	双肺透光度减低，且不能完全用胸腔积液、肺叶不张或结节解释
肺水肿来源	无法用心衰竭或液体负荷过多解释的呼吸衰竭 如果没有危险因素，则需要客观评估（如心脏超声检查）排除静水压升高的肺水肿
低氧血症[b]	轻度：PEEP/CPAP≥5cmH$_2$O 时 200mmHg<PaO$_2$/FiO$_2$≤300mmHg[c] 中度：PEEP/CPAP≥5cmH$_2$O 时 100mmHg<PaO$_2$/FiO$_2$≤200mmHg 重度：PEEP/CPAP≥5cmH$_2$O 时 PaO$_2$/FiO$_2$≤100mmHg

注：CPAP，持续气道正压；PEEP，呼气末正压

a. 胸片或 CT 扫描

b. 如果海拔超过 1000m，应根据如下公式进行校正：[PaO$_2$/FiO$_2$×（大气压 /760）]

c. 轻度 ARDS 患者可能接受无创通气

2.10　术后咯血（Hemoptysis）

术后咯血是指声门以下呼吸道或肺组织手术后仍存在的活动性出血或渗血，经口排出者。其表现可以是手术后痰中带血或大量咯血。通常大咯血是指：1 次咯血量超过 100ml，或 24 小时内咯血量超过 600ml 以上者。由于手术中插管损伤或气道残留血液在手术后经

口排出的,主要表现为手术后 3 天以内的陈旧性痰中带血或血痰不定义为术后咯血。

2.11 气管损伤(Tracheal Injury)

手术或麻醉插管所致的气管软骨部或气管膜部的损伤,主要表现为气管或支气管的各种瘘和晚期的气管软化或狭窄。气管造影和纤维气管镜是可靠的确诊手段。

2.12 气管穿孔(Tracheal Perforation)

手术或麻醉插管所致的气管软骨部或气管膜部的穿孔,主要表现为各种形式的气管或支气管瘘。气管造影和纤维气管镜是可靠的确诊手段。

2.13 肺扭转(Lobar Torsion)

肺扭转是临床上罕见的疾病,以肺实质绕肺门支气管或血管蒂旋转为特征,右肺中叶多见,其主要临床表现包括咳嗽、咳痰、痰中带血、持续性发热、急性胸痛、扭转肺部位呼吸音降低、胸腔引流管有大量血性分泌物、心率增快、呼吸困难,中性粒细胞增高、顽固性低氧血症,静脉闭塞导致扭转肺叶淤血及湿性坏疽等。肺扭转的影像学表现在其诊断中占据着重要的地位,包括:扭转肺叶的实变征或肺不张;相应支气管移位、外压、狭窄甚至完全闭塞;肺叶位置的改变,支气管、血管方向及走向异常;发生肺不张的肺叶肺门位置改变;肺部血管影异常,可表现为分布方向的改变、狭窄甚至闭塞。同时,可疑肺扭转的患者可行支气管镜检查,如果在支气管镜下见可疑肺叶支气管局部水肿导致的管腔狭窄、完全堵塞或成角畸形等,结合影像学及其临床表现可诊断为肺扭转。本病最终多需再次手术治疗并最终确诊[20]。

3 心血管系统并发症

3.1 心律失常（Arrhythmia）

3.1.1 心房颤动（Atrial Fibrillation）

心房颤动（Atrial Fibrillation，AF）简称房颤，是最常见的心律失常之一，是由心房主导折返环引起许多小折返环导致的房律紊乱[21]。它几乎见于所有的器质性心脏病，在非器质性心脏病也可发生。引起严重的并发症，如心力衰竭和动脉栓塞，严重威胁人民健康。临床上根据房颤的发作特点，将房颤分为阵发性心房颤动（心房颤动发生时间小于 7 小时，常小于 24 小时，可自行转复为窦性心律）、持续性心房颤动（心房颤动发生时间大于 2 天，多需电转复或药物转复）、永久性心房颤动（不可能转为窦性心律）。心电图确诊。

3.1.2 室上性心动过速（Supraventricular Tachycardia，SVT）

心脏心室以上的病因所致的心动过速，简称室上速。绝大多数见于器质性心脏病，特别是冠心病、急性心肌梗死和心肌病，少数见于无明显器质性心脏病和药物中毒、低血钾者。心电图确诊。

3.1.3 窦性心动过速（Sinus Tachycardia）

术后出现的持续的与体温无关的有症状的窦性心动过速（Sinus Tachycardia）是指窦房结发出的激动超过了 120 次 / 分以上。窦性心动过速是常见的心律失常。胸外科手术后窦性心动过速应指患者在平静状态下的窦性心率。

3.1.4 室性期前收缩（Ventricular Premature Beat）

术后出现的持续的与体温无关的有症状的室性期前收缩（Ventricular Extrasystole）亦称室性过早搏动（Ventricular Premature Beats，VPBs），简称室性期前收缩，是指在窦性激动尚未到达之前，自心室中某一起搏点提前发生激动，引起心室除极，为最常见的心律失常之一。在器质性心脏病和正常人均可见到。从胎儿直至高龄者均可发生。心电图确诊。

3.1.5 室性心动过速（Ventricular Tachycardia）

室性心动过速是指起源于希氏束分叉处以下的 3~5 个以上宽大畸形 QRS 波组成的心动过速。与阵发性室上性心动过速相似，但症状比较严重。小儿烦躁不安、面色苍白、呼吸急促。年长儿可诉心悸、心前区疼痛，严重病例可有昏厥、休克、充血性心力衰竭等。发作短暂者血流动力学的改变较轻，发作持续 24 小时以上者则可发生显著的血流动力学改变。体检发现心率增快，常在 150 次 / 分以上，节律整齐，心音可有强弱不等现象。心电图确诊。

3.1.6 心室颤动（Ventricular Fibrillation）

心室颤动（Ventricular Fibrillation，VF）简称室颤，是指心室发生无序的激动，致使心室规律有序的激动和舒缩功能消失，其均为功能性的心脏停跳，是致死性心律失常。心电图确诊。

3.2 心肌梗死（Myocardial Infarction）

心肌梗死（Myocardial Infarction）是冠状动脉闭塞，血流中断，使部分心肌因严重的持久性缺血而发生局部坏死。临床上有剧烈而较持久的胸骨后疼痛，发热、白细胞增多、红细胞沉降率加快，血清心肌酶活力增高及进行性心电图变化，可发生心律失常、休克或心力衰竭。

3.3 深静脉血栓形成（Deep Vein Thrombosis/DVT）（图 11-1）
深静脉血栓形成是指血液在深静脉腔内异常凝结，阻塞静脉管腔，导致静脉回流障碍，引起远端静脉高压、肢体肿胀、疼痛及浅静脉扩张等临床症状，多见于下肢，可造成不同程度的慢性深静脉功能不全，严重时可致残[22]。对于有症状 DVT 的诊断主要依靠临床症状

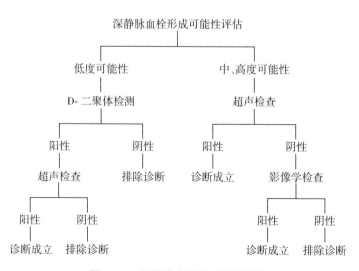

图 11-1 深静脉血栓形成诊断流程

和辅助检查;对于无症状性 DVT,诊断则主要依靠辅助检查。DVT 好发于下肢深静脉,按照发生部位可分为小腿静脉血栓形成、股静脉血栓形成及髂静脉(髂总静脉、髂外静脉和股总静脉)血栓形成,其中左侧髂股静脉血栓形成较右侧多。

3.4　心功能不全(心衰)(Cardiac Insufficiency, Heart Failure)

心功能不全是由于各种原因造成心肌的收缩功能下降,使心脏前向性排血减少,造成血液淤滞在体循环或肺循环产生的症状。新概念认为心功能不全可分为无症状和有症状两个阶段,前者有心室功能障碍的客观证据(如左室射血分数降低),但无典型充血性心力衰竭症状,心功能尚属纽约心脏病学会(NY-HA)分级的Ⅰ级,属有症状心力衰竭的前期,如不进行有效治疗,迟早会发展成有症状心功能不全。

心功能分级[23]:

Ⅰ级:病人可自由活动,在从事一般的体力活动时无心悸、气短、呼吸困难、疲劳与心绞痛。

Ⅱ级:病人的体力活动轻度受限。休息时无症状,但从事一般的体力活动时即可出现心悸、气短、呼吸困难、疲劳、心绞痛等症状。

Ⅲ级:病人的体力活动明显受限。休息时无症状,但在轻微的体力活动时就出现心悸、气短、呼吸困难等症状。

Ⅳ级:病人不能做任何体力活动,即使在休息时也有心悸、气短、呼吸困难或心绞痛等症状,并出现心功能不全的体征。

3.5 心跳骤停（Perioperative Cardiac Arrest）

术中心跳骤停是指原来并无严重器质性病变的心脏在术中因一过性的急性原因而突然中止搏血而致的呼吸和循环停顿的临床死亡状态。临床上又称为循环骤停。

3.6 心脏压塞（Pericardial Tamponade）

心脏压塞是指心包腔内液体增长的速度过快或积液量过大时，压迫心脏而限制心室舒张及血液充盈的现象。心脏压塞常见的病因有肿瘤、心包炎、尿毒症、心肌梗死、心导管操作，胸部挫伤或钝器伤也可引起心脏压塞。典型的临床表现为急性循环衰竭，动脉压下降、脉压变小甚至休克。慢性心脏压塞症状不典型，表现为体循环静脉压增高，如颈静脉怒张、奇脉等。

3.7 心包积液（Pericardial Effusion）

心包积液是一种较常见的临床表现，尤其是在超声心动图成为心血管疾病的常规检查方式之后，心包积液在病人中的检出率明显上升，可高达 8.4%，大部分心包积液由于量少而不出现临床征象。少数病人则由于大量积液而以心包积液成为突出的临床表现。

3.8 大动脉瘘（Aortic Fistula）

胸外科手术并发的大动脉瘘主要是指主动脉或肺动脉与气管或食管之间形成的瘘，以大咯血或呕血为主要表现。确诊需经血管造影或手术证实。

3.9 外周血管栓塞（Peripheral Vascular Embolization）

周围动脉栓塞指周围动脉被来自某个部位的血栓或栓子堵塞，继而造成远端发生急性缺血，表现为急性缺血性疼痛和坏死，并直接影响生活的自主性。血管造影是可靠的诊断方法。

3.10 肠系膜上动脉栓塞

肠系膜上动脉栓塞是指他处脱落的各种栓子经血液循环至肠系膜上动脉并滞留其末端,导致该动脉供血障碍,供血肠管发生急性缺血性坏死。诊断依据:①有左心系统心脏疾患或有隐匿疾患可能;②突发的与体征不符的剧烈腹痛,多伴有频繁呕吐,当肠坏死后才出现明显体征;③腹部 CT 增强检查有一定帮助;④选择性腹腔动脉造影:可了解腹腔干及肠系膜动脉及其分支情况,根据造影剂突然中断,确定栓塞部位,对诊断的做出有重要价值。

4 消化系统并发症

4.1 吻合口瘘(Anastomotic Leakage)

吻合口瘘是指食管与代食管器官之间的吻合口张开,导致食管与胸膜腔或其他邻近器官管腔相通,典型的吻合口瘘结合临床症状和辅助检查诊断并不困难,各种检查手段发现造影剂或显影剂外溢和内镜直接查见瘘口是确诊的依据。

4.2 吻合口狭窄(Anastomotic Stenosis)

吻合口狭窄是指食管贲门手术后吻合口非肿瘤复发引起的吻合口缩小,导致食物通过困难,而引起明显吞咽困难症状。需排除食管周围组织外压引起的狭窄及肿瘤引起的癌性狭窄。食管良性吻合口狭窄的一个重要特点是环形瘢痕狭窄位于吻合口同一平面。吞咽困难症状分级[24]:0 级:无吞咽,正常进食;1 级:可进软食,吻合口直径 >8mm;2 级:可进半流质,吻合口直径

0.6~0.8mm；3 级：可进流质，吻合口直径 0.2~0.5mm；4
级：进流质困难或完全不能进食，吻合口直径 <0.2mm。

4.3 术后食管反流（Postoperative Gastroesophageal Reflux）

术后食管反流是指食管或贲门手术后贲门高压区缺失
或结构破坏导致的功能障碍，引起胃或（和）肠液反流
至食管甚至口鼻。临床表现多样，轻重不一，有些症状
较典型，如烧心和反酸，有些症状则不易被认识，典型
的症状包括烧心、胸骨后疼痛，部分患者会出现吞咽困
难或异物感。内镜检查及病理检结果是最佳诊断途
径[25]（表 11-2）。

表 11-2　反流性食管炎内镜分级

分级	食管黏膜内镜下表现
0 级	正常（可有组织学改变）
Ⅰa	点状或条状发红、糜烂 <2 处
Ⅰb	点状或条状发红、糜烂 ≥2 处
Ⅱ级	有条状发红、糜烂，并有融合，但并非全周性，融合 <75%
Ⅲ级	病变广泛，发红、糜烂融合呈全周性，融合 ≥75%

4.4 胸胃排空障碍（Gastric Emptying Disturbance）

胸胃排空障碍是指因各种原因导致的术后幽门不能正
常开放或胃内容物不能进入十二指肠者，均可称为胸
胃排空障碍。食管癌根治术后胃运动功能、胃张力减
弱及幽门痉挛等，多在术后 3~5 天内恢复。如不恢复
或重新出现胃扩张、胃液大量潴留，胸胃综合征症状，
X 线钡餐检查提示 24 小时内钡剂潴留或仅有少量通
过，可确诊。目前较为明确的胸胃排空障碍诊断包

括[26]：①拔除胃管后典型的恶心、呕吐等症状，经检查排除胃流出道机械性梗阻。②重置胃肠减压后，每日引流量超过 800ml，持续时间超过 1 周。③ X 线检测提示胃肠蠕动消失。④无明显水、电解质及酸碱失衡。⑤无引起胃瘫的基础疾病，如糖尿病、甲状腺功能减退等。⑥未应用影响胃肠平滑肌收缩的药物如吗啡、阿托品等。

4.5　幽门梗阻（Pyloric Obstruction）

幽门梗阻是指由于幽门通过障碍，胃内容物不能顺利入肠，而在胃内大量潴留，导致胃壁肌层肥厚、胃腔扩大及胃黏膜层的炎症、水肿及糜烂。

4.6　肠梗阻（Intestinal Obstruction）

任何原因引起的肠内容物通过障碍统称肠梗阻。临床上表现为腹痛、腹胀、肛门停止排便排气及呕吐等症状。

4.7　肝功能不全（肝衰竭）（Liver Dysfunction，Hepatic Failure）

当肝脏受到某些致病因素的损害，可以引起肝脏形态结构的破坏（变性、坏死、肝硬化）和肝功能的异常。但由于肝脏具有巨大的贮备能力和再生能力，比较轻度的损害，通过肝脏的代偿功能，一般不会发生明显的功能异常。如果损害比较严重而且广泛（一次或长期反复损害），引起明显的物质代谢障碍、解毒功能降低、胆汁的形成和排泄障碍及出血倾向等肝功能异常改变，称为肝功能不全（Hepatic Insufficiency）。

4.8　食管损伤（Esophageal Injury）

胸外科手术后并发的食管损伤主要是指非食管手术后并发的食管损伤，临床表现为食管漏或瘘，以及食管狭窄。

4.9 应激性溃疡（Stress Ulcer）

应激性溃疡是指机体在各类严重创伤、危重疾病等严重应激状态下，发生的急性消化道糜烂、溃疡等病变，最后可导致消化道出血、穿孔，并使原有病变恶化[27]，是一种急性胃黏膜病变。应激性溃疡的诊断方法：有应激病史、在原发病后2周内发生上消化道出血、穿孔等症状，病情允许时应立即做内镜检查，若有糜烂、溃疡等病变存在，SU诊断即可成立。

4.10 替代器官穿孔（Alternative Organ Necrosis Perforation）

主要是指管手术的代食管器官（胃、结肠、空肠、皮瓣或肌皮瓣）的穿孔，本处不包括吻合口瘘。

4.11 替代器官坏死

主要是指食管手术的代食管器官（胃、结肠、空肠、皮瓣或肌皮瓣）由于局部血循环障碍导致的较大部分的坏死，不包括相应替代物穿孔后出现的穿孔周围的炎性坏死。

4.12 消化道出血（Hemorrhage of Digestive Tract）

消化道出血是指手术后出现的持续呕血、便血，或消化道内手术残留血液排尽后再次出现的便血或大便隐血阳性。

4.13 疝（膈疝，腹壁疝）〔Hernia（Diaphragmatocele，Abdominal Hernia）〕

疝是指人体内某个脏器或组织离开其正常解剖位置，通过先天或后天形成的薄弱点、缺损或孔隙进入另一部位。胸外科手术后的疝主要包括了腹壁切口疝和膈疝。

4.14 腹腔积液(Peritoneal Effusion)

正常情况下腹腔内游离液体量一般小于200ml,腹腔积液是指腹腔内液体超过正常值并潴留。

4.15 胸胃扭转(Thoracic Gastric Volvulus)

胸胃扭转是指在胃代食管手术中,胸胃在上提过程中发生大于180°的扭转,并伴有梗阻或胸胃缺血的症状者。

4.16 胸胃气管、支气管瘘(Thoracic Gastro-tracheal Fistula)

胸胃气管瘘是指在胃代食管手术中,胸胃与气管或支气管相通,形成瘘道。患者表现为进食后加重的刺激性咳嗽、反复肺部感染,部分患者可以出现咯血等症状。内镜(胃镜、纤维支气管镜)和X线造影是较可靠的诊断方法。

5 泌尿系统并发症

5.1 尿路感染(Urinary Tract Infection)

尿路感染,是指病原体侵犯尿路黏膜或组织引起的尿路炎症。根据感染部位,尿路感染可分为上尿路感染和下尿路感染,前者为肾盂肾炎,后者主要为膀胱炎。

5.2 尿潴留(Urinary Retention)

尿潴留系指膀胱内充满尿液而不能自行排出。它是许多疾病、外伤、手术或麻醉等因素所引起的临床综合征,可经常遇到。根据梗阻的程度分完全性和不完全性;根据病理可分为急性尿潴留和慢性尿潴留。临床诊断:根据病史及典型临床表现,诊断并不困难。体格检查时耻骨上区常可见到半球形膨胀的膀胱,用手按压有明显尿意,叩诊为实音。超声检查可以明确诊断。

5.3 肾功能不全(肾衰竭)(Renal Insufficiency,Renal Failure)

急性肾功能衰竭(ARF)的诊断依靠以下几项依据:
①病史及体格检查:需明确有无各种引起急性肾小管坏死的原因、心输出量不足的因素及肾衰竭的症状和体征。②尿液检查:少尿(成人 24 小时尿量小于 400ml)或无尿(成人 24h 尿量小于 100ml),尿呈酸性,尿比重稳定于 1.010~1.014。镜下见大量红细胞及肾小管上皮细胞,应考虑肾皮质或肾髓质坏死;见到宽大的棕色管型时,即为肾衰竭管型,对 ARF 的诊断意义很大。由心排量减低所致的 ARF,早期的尿液检查可无明显异常。③肾功能检查:尿中尿素值减少,24 小时尿中尿素值常小于 180mmol。尿钠升高,常大于 60mmol/L。由肾缺血或肾中毒引起者,尿渗透压常小于 400mmol/L,尿渗透压与血浆渗透压比值小于 1.2,由低血容量引起者尿渗透压常大于 500mmol/L。血尿素氮升高,血尿素氮与尿尿素氮之比大于 1∶10,若尿素氮每日升高 3.8~4.4mmol/L。表示有进行性 ARF 或有高分解代谢现象。血肌酐升高,大于 176.8μmol/L,内生肌酐清除率小于 5ml/min,血浆肌酐与尿肌酐比率常大于 20∶1。由肾缺血或肾中毒引起者,肾衰指数(RFI)的平均值大于 1,由心输出量不足引起者 RFI 则小于 1。④酸碱平衡及水电解质平衡紊乱。⑤肾穿刺活组织检查有助于了解肾病变的性质和严重程度。

临床上常应用补液试验将 ARF 少尿期与血容量不足相鉴别。方法为:根据病人的病情,将 5% 的葡萄糖盐水 250~500ml 于 30~60 分钟内静脉滴入,并观察尿量及实验室检查结果,但有肾功能不全时应慎用。

6　神经与精神系统并发症

6.1　脑梗死(Cerebral Infarction)

脑梗死又称缺血性卒中,系由各种原因所致的局部脑组织区域血液供应障碍,导致脑组织缺血缺氧性病变坏死,进而产生临床上对应的神经功能缺失表现。脑梗死依据发病机制的不同分为脑血栓形成、脑栓塞和腔隙性脑梗死等主要类型。其中脑血栓形成是脑梗死最常见的类型,约占全部脑梗死的 60%。

6.2　脑出血(Hematencephalon)

脑出血是指非外伤性脑实质内血管破裂引起的出血,最常见的病因是高血压、脑动脉硬化、颅内血管畸形等,常因用力、情绪激动等因素诱发,故大多在活动中突然发病,临床上脑出血发病十分迅速,主要表现为意识障碍、肢体偏瘫、失语等神经系统的损害。它起病急骤、病情凶险、死亡率非常高。

6.3　声音嘶哑(Hoarseness)

在声学上,声音嘶哑是指发声的音调低于平时的状态,多与声带状态有关,本处所指的声音嘶哑是指术后出现的发声的音调低于平时,与手术中损伤喉返神经有关,也可能是手术插管所致的声带损伤或环杓关节脱位或半脱位引起[28]。部分患者会出现较明显的饮水呛咳。

6.4　膈肌麻痹(Diaphragmatic Paralysis)

膈肌麻痹系由于一侧或两侧的膈神经受损,神经冲动传导被阻断而产生的膈肌麻痹,导致膈肌异常上升和运动障碍。单侧膈肌麻痹者多数无症状,左侧膈肌麻痹因胃底升高可能有嗳气、腹胀、腹痛等消化道症状。双侧完全性膈肌麻痹时,患者表现为严重的呼吸困难,腹部反常呼吸(吸气时腹部凹陷),呼吸费力和辅助呼吸肌动用。通常有发绀等呼吸衰竭的表现。

6.5 术后谵妄(Postoperative Delirium)

谵妄是一种以兴奋性增高为主的高级神经中枢急性活动失调状态,是在意识清晰度降低的同时,表现有定向力障碍,包括时间、地点、人物定向力及自身认识障碍,并产生大量的幻觉、错觉。幻觉以幻视多见,内容多为生动、逼真而鲜明的形象,如看到昆虫、猛兽、鬼神、战争场面等。

6.6 膈神经损伤(Phrenic Nerve Injury)

膈神经损伤是指手术中非计划性的对膈神经造成的压榨、电损伤或意外离断,表现为患侧膈肌的一过性或永久的瘫痪。

6.7 喉返神经损伤(Recurrent Laryngeal Nerve Injury)

喉返神经损伤是指在手术中非计划性的对一侧或双侧喉返神经造成的压榨、电损伤或意外离断,临床表现为声嘶、饮水呛咳等,双侧喉返神经损伤可造成患者严重呼吸困难而需行气管切开。

6.8 短暂性脑缺血发作(Transient Ischemic Attack,TIA)

短暂性脑缺血发作又称TIA,是指一条或多条脑血管缺血导致该供血区局灶性脑功能障碍,出现局灶性神经系统症状体征并持续数分钟至数小时。

7 感染

7.1 切口感染（Wound Infection）

手术部位感染的诊断标准：

1. 表浅手术切口感染。具有下列情形之一者：①表浅切口有红、热、肿胀、压痛或脓性分泌物，医师因此将切口开放者。②临床医师诊断的表浅切口。

2. 深部手术切口感染。具有下列情况之一者：①从深部切口引流出或穿刺抽到脓液。②自然裂开有脓性分泌物，T 高于 38℃。③再次手术探查发现涉及深部切口脓肿或其他感染迹象。④临床医师诊断的深部组织切口感染。

7.2 切口裂开（Incision Dehiscence）

切开裂开是指手术切口在拆除缝线后自然裂开，裂开多发生在术后 1 周左右。裂开分完全和部分裂开两种。

7.3 脓胸（Empyema）

病菌侵入胸膜腔，产生脓性渗出液积聚于胸膜腔内的化脓性感染，称为脓胸。脓胸根据病程长短可分为急性和慢性；按照致病菌则可分为化脓性、结核性和特殊病原性脓胸；按照波及的范围又可分为全脓胸和局限性脓胸。胸腔引流液检测显示为渗出液，蛋白含量增加，涂片查见脓细胞或吞噬白细胞及细菌是有力的确诊证据。

7.4 纵隔感染（Mediastinal Infection）

纵隔感染是指纵隔纤维间隙内的细菌或真菌等病原菌的感染，分为急性纵隔感染和慢性纵隔感染。手术后并发的纵隔感染多为继发性，常见的有贯通性胸部外伤、食管或气管破裂、咽下异物造成食管穿孔、食管手术后吻合口瘘、食道镜检查外伤穿孔和食管癌溃疡外穿等。常在呕吐时发生，偶因邻近组织如食管后腔、肺、胸膜腔淋巴结、心包膜等的感染灶的直接蔓延而引起。术后纵隔出血引流不畅形成血肿，可引起纵隔纤维化，此是慢性纵隔感染的原因之一。

7.5 纵隔脓肿（Mediastinal Abscess）

纵隔脓肿是指由致病病原菌侵入纵隔的组织或血管内，使组织坏死、液化，形成脓液积聚的急性结缔组织化脓性感染。临床多见于金黄色葡萄球菌感染，亦有纵隔结核并发的病例。影像学检查发现纵隔增宽，有局限性积液或液气腔，穿刺或开放引流引出脓液为有力的确诊证据。

7.6 腹腔脓肿（Abdominal Abscess）

腹腔脓肿是指腹腔内某一间隙或部位因组织坏死液化，被肠曲、内脏、腹壁、网膜或肠系膜等包裹，形成局限性脓液积聚。包括膈下脓肿、盆腔脓肿和肠间脓肿。引起继发性腹膜炎的各种疾病、腹部手术和外伤后均可引起本病。

7.7 败血症（Sepsis）

败血症是指致病菌或条件致病菌侵入血循环，并在血中生长繁殖，产生毒素而发生的急性全身性感染。若侵入血流的细菌被人体防御机能所清除，无明显毒血症症状时则称为菌血症（Bacteriemia）。败血症伴有多发性脓肿而病程较长者称为脓毒血症（Pyemia）。败血症如未迅速控制，可由原发感染部位向身体其他部位发展,引起转移性脓肿。脓肿可发生在大脑的表面,导致脑膜炎;在心脏周围的包膜上,引起心包炎;发生在心脏的内膜上,引起心内膜炎;如果在骨髓中,则导致骨髓炎;在大的关节中,引起关节疼痛或关节炎。最终因脓液的积聚在体内任何地方可形成脓肿,严重者发生感染性休克和迁徙性病灶。

7.8　压疮(Pressure Ulcer)

压疮是由于局部组织长期受压,发生持续缺血、缺氧、营养不良而致组织溃烂坏死。常见于骶尾部、髂骨、踝部等易于受压部位。临床把压疮分为四度(或四期)。

1. 一度压疮:受压部位皮肤发红,轻度肿胀,界限不很清楚,这些炎性改变仅限于表皮层。

2. 二度压疮:局部的炎症反应深及真皮层及皮下脂肪层,被压的皮肤发红、肿胀并可出现水疱。

3. 三度压疮:病变组织肿、硬,变为暗褐色或黑色,腐烂坏死形成溃疡,溃疡呈圆形,边缘隆起而硬,腔深似漏斗,肉芽组织松弛,分泌物稀薄而恶臭,周围皮肤有浸润,且呈青紫色。病变涉及皮肤全层,并有较广泛的潜行损害。

4. 四度压疮:坏死范围累及深层组织,包括深肌膜、韧带及骨组织,分泌物有恶臭。

8　其他

8.1　胆碱能危象(Cholinergic Crisis)

胆碱能危象是指各种生理、病理或药物因素,如新斯的明过量、有机磷农药中毒等原因,导致乙酰胆碱在神经-肌肉接头处蓄积过多,持续作用于乙酰胆碱受体,使突触后膜持续去极化,复极过程受阻,神经 - 肌肉接头发生阻滞,信号传递障碍,除有呼吸困难等呼吸肌麻痹症状外,尚有毒蕈碱样中毒症状和烟碱样中毒症状,如呕吐、腹痛、腹泻、瞳孔缩小、多汗、流涎、气管分泌物增多、心率减慢、肌肉震颤、痉挛和紧缩感等。应用新斯的明可使肌无力症状加重,应停用胆碱酯酶抑制剂,用胆碱受体阻断药阿托品、654-2(山莨菪碱)等肌内注射缓解症状。肌无力危象与胆碱能危象鉴别见表 11-3。

表 11-3　肌无力危象和胆碱能危象的鉴别诊断

项目	肌无力危象	胆碱能危象
心率	心动过速	心动过缓
肌肉	肌肉无力	肌肉无力和肌束震颤
瞳孔	正常或变大	缩小
皮肤	苍白、可伴发凉	潮红、温暖
腺体分泌	正常	增多
新斯的明试验	肌无力症状改善	肌无力症状加重

8.2　肌无力危象（Myasthenia Crisis）

肌无力危象[29]是指因患者本身病情加重或治疗不当引起呼吸肌无力导致的严重的呼吸功能不全状态,常有反复感染、低钠血症、脱水、酸中毒或不规则用药病史,手术打击是诱发肌无力危象的原因之一,与患者MG 病程、分期和术前肌无力危象史有关。

8.3　乳糜胸（Chylothorax）

由于各种原因流经胸导管回流的淋巴乳糜液外漏并积

存于胸膜腔内称为乳糜胸,目前无抓持纵隔淋巴结的整块切除可能会损伤胸导管及其分支,引起肺癌术后乳糜胸[30]。乳糜样胸水是典型的确诊依据,胸水中,当脂肪含量 4 克 / 升时为真性乳糜胸,是与假性乳糜胸的区别要点。手术后胸腔引流清凉黄色引流液,量大于 500ml/d,持续 3 天以上,也应考虑乳糜胸。引流量随饮食脂肪含量改变而改变,并逐渐变为乳糜样胸水有积极的确诊意义。

8.4 乳糜腹(Chyloperitoneum)

乳糜腹是腹腔内淋巴系统中的乳糜液异常漏出导致的腹腔内乳糜液积聚。此病少见,发病原因复杂,可因先天性发育障碍所为,亦可由创伤所致。胸外手术所致的乳糜腹多与乳糜池损伤有关。

8.5 植入物移位断裂

本处所指的植入物移位断裂,特指为维持胸腔完整性和稳定性植入的材料,如:胸廓缺损修补材料,肋骨骨折固定装置,膈肌缺损修补材料,胸廓畸形矫正材料等植入体内的材料的移位或断裂。其他闭合材料的移位、缝合材料(特别是胸骨钢丝)的断裂移位或经口排除,不属于此处所指的植入物移位断裂。

8.6 代偿性多汗

代偿性多汗是上胸段交感神经切断后出现的最常见的并发症,机制不明。代偿性多汗主要表现为在术后没有交感神经支配的部位,如胸部、腹部、臀部、大腿及小腿出汗比术前明显增加,头面部不会出现代偿性多汗,多由高温或活动诱发[31]。一般分为 3 度。轻度:出汗量少,汗液不成滴或不流淌;中度:中等量出汗,汗液可汇流成滴并流淌,患者有明显不适,但可忍受,一天内不会因为出汗而更换衣物;重度:出汗量大,汗液流淌,严重影响生活工作,难以忍受,一天内需更换衣物。

9 死亡(Death)

此处所指的死亡是指呼吸、心跳等重要生命体征完全不可逆消失。

参考文献

［1］Irita K. Risk and crisis management in intraoperative hemorrhage：Human factors in hemorrhagic critical events. Korean Journal of Anesthesiology，2011，60（3）：151-60.

［2］Lin M，Mei J，Liu C，et al. Precontrol of the pulmonary artery during thoracoscopic left upper lobectomy and systemic lymph node dissection. Journal of Thoracic Disease，2016，8（5）：E317-E318.

［3］Xiao Z L，Mei J D，Pu Q，et al. Technical strategy for dealing with bleeding during thoracoscopic lung surgery. Annals of Cardiothoracic Surgery，2014，3（2）：213-215.

［4］Hellstern P，Haubelt H. Indications for plasma in massive transfusion. Thrombosis Research，2002，107 Suppl 1（4）：S19.

［5］陈孝平，汪建平. 外科学. 8 版. 北京：人民卫生出版社，2013.

［6］Mahajan A K，Doeing D C，Hogarth D K. Isolation of persistent air leaks and Isolation of persistent air leaks and placement of intrabronchial valves. Journal of Thoracic & Cardiovascular Surgery，2013，145（3）：626-630.

［7］Li S J，Fan J，Zhou J，et al. Diabetes Mellitus and Risk of Bronchopleural Fistula After Pulmonary Resections：A Meta-Analysis. Annals of Thoracic Surgery，2016，102（1）：328.

［8］Kaneda H，Nakano T，Taniguchi Y，et al. Impact of previous gastrectomy on postoperative pneumonia after pulmonary resection in lung cancer patients. Interactive Cardiovascular & Thoracic Surgery, 2012, 14(6): 750.

［9］ Amey Savardekar, Tenzin Gyurmey, Ritesh Agarwal, Subrata Podder, Sandeep Mohindra, Sunil K. Gupta, Rajesh Chhabra. Incidence, risk factors, and outcome of postoperative pneumonia after microsurgical clipping of ruptured intracranial aneurysms. Surgical Neurology International, 2013(4): 24.

［10］ Gao K, Yu P, Su J, et al. Cardiopulmonary exercise testing screening and pre-operative pulmonary rehabilitation reduce postoperative complications and improve fast-track recovery after lung cancer surgery: A study for 342 cases. Thoracic Cancer, 2015, 6(4): 443-449.

［11］ Lai Y, Huang J, Yang M, et al. Seven-day intensive preoperative rehabilitation for elderly patients with lung cancer: a randomized controlled trial. Journal of Surgical Research, 2016(209): 30-36.

［12］ Lai Y, Su J, Yang M, et al. Impact and Effect of Preoperative Short-term Pulmonary Rehabilitation Training on Lung Cancer Patients with Mild to Moderate Chronic Obstructive Pulmonary Disease: A Randomized Trial. Chinese Journal of Lung Cancer, 2016, 19(11): 746.

［13］ Mei J, Liu L, Tang M, et al. Airway bacterial colonization in patients with non-small cell lung cancer and the alterations during the perioperative period. J Thorac Dis, 2014, 6(9): 1200-1208.

［14］ 范志强, 瞿介明, 朱惠莉. 吸入性肺炎的研究进展. 中国呼吸与危重监护杂志, 2010, 9(02): 209-212.

［15］ Japanese Respiratory Society. Aspiration pneumonia. Respirology, 2009, 14 Suppl 2: S59–64.

［16］ CW Liu, L Ma, et al. Multimodality dissection in dealing with benign hilar or interlobar lymphadenopathy during video-assisted thoracoscopic surgery lobectomy. J Vis Surg,2016(2):25.

[17] Liu C,Ma L,Pu Q,et al. How to deal with benign hilar or interlobar lymphadenopathy during video-assisted thoracoscopic surgery lobectomy——firing the bronchus and pulmonary artery together. The Journal of Visualized Surgery,2016(2):26.

[18] Li S,Fan J,Liu J,et al. Neoadjuvant therapy and risk of bronchopleural fistula after lung cancer surgery:a systematic meta-analysis of 14 912 patients. Japanese Journal of Clinical Oncology,2016,46(6):534-546.

[19] Berlin Definition. Jama the Journal of the American Medical Association,2012,307(23):2526-2533.

[20] 夏琰.肺叶切除术后肺扭转的诊治及预防进展.中国胸心血管外科临床杂志,2013,20(01):91-94.

[21] Fan J,Zhou K,Li S,et al. Incidence,risk factors and prognosis of postoperative atrial arrhythmias after lung transplantation:a systematic review and meta-analysis. Interactive Cardiovascular & Thoracic Surgery,2016,23(5):790-799.

[22] 中华医学会外科学分会血管外科学组.深静脉血栓形成的诊断和治疗指南(第2版).中华外科杂志,2012,50(07):611-614.

[23] 中华医学会心血管病学分会,中华心血管病杂志编辑委员会.中国心力衰竭诊断和治疗指南2014.中华心血管病杂志,2014,42(02):98-122.

[24] 詹燕,刘颖,贾晓颖.食管癌与贲门癌术后患者吻合口狭窄与进食状况调查及研究.中华保健医学杂志,2012,14(05):354-356.

[25] 中华医学会消化内镜学分会.反流性食管炎诊断及治疗指南(2003年).中华消化内镜杂志,2004,21(04):221-222.

[26] 黄雷,王国辉.食管癌术后功能性胃排空障碍治疗及体会.吉林医学,2011,32(01):114-115.

[27] 中华医学杂志编辑委员会.应激性溃疡防治建议.中华医学杂

志,2002,82(14):1000-1001.

[28] 黄芳,邵骏.杓状软骨脱位的诊治进展.中国眼耳鼻喉科杂志,2016,16(05):361-364.

[29] 中华医学会神经病学分会神经免疫学组,中国免疫学会神经免疫学分会.中国重症肌无力诊断和治疗指南 2015.中华神经科杂志,2015,48(11):934-940.

[30] Liu C,Pu Q,Guo C,et al. Non-grasping en bloc mediastinal lymph node dissection for video-assisted thoracoscopic lung cancer surgery. BMC Surgery,2015,15(1):38.

[31] 涂远荣,杨劼,刘彦国.中国手汗症微创治疗专家共识.中华胸心血管外科杂志,2011,27(08):449-451.

附　录

1 肺癌的 TNM 分期（UICC 2009 版）

1.1 原发肿瘤（T）分期

1.1.1 T_x 原发肿瘤大小无法测量；或痰脱落细胞、或支气管冲洗液中找到癌细胞，但影像学检查和支气管镜检查未发现原发肿瘤。

1.1.2 T_0 没有原发肿瘤的证据。

1.1.3 Tis 原位癌。

1.1.4 T_1 原发肿瘤最大径≤2cm，局限于肺和**脏层胸膜**内，未累及主支气管。

1.1.4.1 T_{1a} 原发肿瘤最大径≤3cm，局限于肺和**脏层胸膜**内，未累及主支气管；或局限于气管壁的肿瘤，不论大小，不论是否累及主支气管，一律分为 T_{1a}。

1.1.4.2 T_{1b} 原发肿瘤最大径 >2cm，≤3cm。

1.1.5 T_2 肿瘤有以下任何情况者：累及主支气管，但肿瘤距离隆突≥2cm；累及脏胸膜；产生肺段或肺叶不张或阻塞性肺炎。

1.1.5.1 T_{2a} 肿瘤最大直径 >3cm，≤5cm。

1.1.5.2 T_{2b} 肿瘤最大直径 >5cm，≤7cm。

1.1.6 T_3 任何大小肿瘤有以下情况之一者：原发肿瘤最大径 >7cm，累及胸壁或横膈或纵隔胸膜，或支气管（距隆突 <2cm，但未及隆突），或心包；产生全肺不张或阻塞性肺炎；原发肿瘤同一肺叶出现转移灶。

1.1.7 T_4 任何大小的肿瘤，侵及以下之一者：心脏、大气管、食管、气管、纵隔、隆突，或椎体；原发肿瘤同侧不同肺叶出现转移灶。

1.2 淋巴结转移（N）分期

1.2.1 N_x 淋巴结转移情况无法判断。

1.2.2 N_0 无区域淋巴结转移。

1.2.3 N_1 同侧支气管或肺门淋巴结转移。

1.2.4 N_2 同侧纵隔和（或）隆突下淋巴结转移。

1.2.5 N_3 对侧纵隔和（或）对侧肺门，和（或）同侧或对侧前斜角肌或锁骨上区淋巴结转移。

1.3 远处转移（M）分期

1.3.1 M_x 无法评价有无远处转移。

1.3.2 M_0 无远处转移。

1.3.3 M_{1a} 原发肿瘤对侧肺叶出现转移灶；胸膜播散（恶性胸腔积液、心包积液或胸膜结节）。

1.3.4 M_{1b} 有远处转移（肺/胸膜外）。

1.4 分期

1.4.1 隐匿期 $T_xN_0M_0$

1.4.2 0 期 $TisN_0M_0$

1.4.3 Ⅰa 期 $T_1N_0M_0$

1.4.4　Ｉb 期 $T_{2a}N_0M_0$

1.4.5　Ⅱa 期 $T_1N_1M_0$,$T_{2b}N_0M_0$,$T_{2a}N_1M_0$

1.4.6　Ⅱb 期 $T_{2b}N_1M_0$,$T_3N_0M_0$

1.4.7　Ⅲa 期 $T_{1~3}N_2M_0$,$T_3N_{1~2}M_0$,$T_4N_{0~1}M_0$

1.4.8　Ⅲb 期 $T_{1~4}N_3M_0$ $T_4N_{2~3}M_0$

1.4.9　Ⅳ期 $T_{1~4}N_{0~3}M_1$

2　肺癌的 TNM 分期（IASLC 2017 版）

1.1　原发肿瘤（Primary Tumor，T）

1.1.1　T_x：①原发肿瘤不能评估或 ②痰液或支气管冲洗液细胞学阳性，但影像学或纤支镜检查阴性。

1.1.2　T_0：无原发肿瘤证据。

1.1.3　Tis：原位癌。

1.1.4　T_1：特殊条件：1. 有肺或脏层胸膜包绕 AND；2. 支气管镜见肿瘤侵及叶支气管，未侵及主支气管。

  1.1.4.1　T_{1a}：最大径≤1cm

  1.1.4.2　T_{1b}：最大径 >1cm，≤2cm

  1.1.4.3　T_{1c}：最大径 >2cm，≤3cm

1.1.5　T_2：特殊条件：1. 侵犯脏层胸膜 或 2. 侵犯主支气管但未侵及隆突 或 3. 肿瘤造成肺不张或阻塞性肺炎延伸至肺门区（包括部分或全肺）。肿瘤大小：

  1.1.5.1　T_{2a}：最大径 >3cm，≤4cm

  1.1.5.2　T_{2b}：最大径 >4cm，≤5cm

1.1.6　T_3：特殊条件：1. 同一肺叶内有转移结节 或 2. 侵犯如下结构：胸壁（包括壁胸膜和肺上沟瘤）、

膈神经、壁层心包。肿瘤大小:最大径 >5cm,≤7cm。

1.1.7 T_4:特殊条件:1. 同侧不同肺叶内有转移结节或 2. 侵犯如下结构:膈肌、纵隔、心脏、大血管、气管、喉返神经、食管、椎体、隆突;肿瘤大小:最大径 >7cm。

1.2 区域淋巴结转移(Regional Lymph Node Involvement,N)

1.2.1 N_x:区域淋巴结转移不能评估。

1.2.2 N_0:无区域淋巴结受累。

1.2.3 N_1:(10~14 组受累)肿瘤转移至同侧肺门淋巴结、同侧支气管周围、肺内淋巴结。

1.2.4 N_2:(2~9 组受累)肿瘤转移至同侧纵隔和(或)隆突下淋巴结。

1.2.5 N_3:(1 组或对侧纵隔、肺门淋巴结受累)肿瘤转移至同侧斜角肌或锁骨上淋巴结、对侧淋巴结。

1.3 远处转移(Distant Metastasis,M)

1.3.1 M_0:无远处转移。

1.3.2 M_1:有远处转移。

1.3.2.1 M_{1a}:对侧肺内转移灶、种植结节(胸膜或心包)、恶性积液(胸膜或心包)。

1.3.2.2 M_{1b}:胸腔外单转移灶。

1.3.2.3 M_{1c}:胸腔外多转移灶(可在同一器官或不同器官)。

1.4 TNM 分期

	T	N	M
Occult Carcinoma	T_x	N_0	M_0
Stage 0	Tis	N_0	M_0
Stage Ⅰ A1	T_{1a}	N_0	M_0
Stage Ⅰ A2	T_{1b}	N_0	M_0
Stage Ⅰ A3	T_{1c}	N_0	M_0
Stage Ⅰ B	T_{2a}	N_0	M_0
Stage Ⅱ A	T_{2b}	N_0	M_0
Stage Ⅱ B	$T_{1a\sim2b}$	N_1	M_0
	T_3	N_0	M_0
Stage Ⅲ A	$T_{1a\sim2b}$	N_2	M_0
	T_3	N_1	M_0
	T_4	$N_{0\sim1}$	M_0
Stage Ⅲ B	$T_{1a\sim2b}$	N_3	M_0
	$T_{3\sim4}$	N_2	M_0
Stage Ⅲ C	$T_{3\sim4}$	N_3	M_0
Stage Ⅳ A	Any T	Any N	$M_{1a\sim b}$
Stage Ⅳ B	Any T	Any N	M_{1c}

1.5 备注

1.5.1 肿瘤大小的测量:以肺窗大小为标准。

1.5.2 部分实性结节的肿瘤大小测量:需同时记录总肿瘤大小(实性 + 非实性)和实性部分肿瘤大小。

1.5.2.1 临床分期中,以实性部分肿瘤大小为准。

1.5.2.2 病理分期中,以浸润成分的大小为准。

1.5.3 肺部多发结节的诊断和分期:1. 多原发癌:需对每个肿瘤进行单独分期;2. 多发 GGO 类病灶:T 分期由分期最高的结节为准,后面括号内加上结节数目或标明 multi,如 $T_{2a(3)}N_0M_0$ 或 $T_{2a(m)}N_0M_0$。上述两种情况均仅有一个 N 分期及 M 分期。

1.5.4 弥漫性肺炎型腺癌:肿瘤位于单一肺叶时定义为 T_3,累及同侧另一肺叶时定义为 T_4,累及对侧肺时定义为 M_{1a}。

1.5.5 结合 2011 年肺腺癌新分期。原位癌 Tis 应细分为原位腺癌[Tis(AIS)]或原位鳞癌[Tis(SCIS)];如 T_1 患者为微浸润腺癌(MIA)其相应 T 分期应标注为 T_1mi。(微浸润腺癌定义:肿瘤大小≤3cm 且主要以贴壁成分为主且侵袭成分≤5mm)。

3 食管癌国际 TNM 分期标准第 7 版(UICC,2009 版)

1.1 原发肿瘤(Primary Tumor,T)

1.1.1 T_x:原发肿瘤不能确定。

1.1.2 T_0:无原发肿瘤证据。

1.1.3 Tis:重度不典型增生。

1.1.4 T_1:肿瘤侵犯黏膜固有层、黏膜肌层,或黏膜下层。

1.1.4.1 T_{1a}:肿瘤侵犯黏膜固有层或黏膜肌层。

1.1.4.2 T_{1b}:肿瘤侵犯黏膜下层。

1.1.5 T_2:肿瘤侵犯食管肌层。

1.1.6 T_3:肿瘤侵犯食管纤维膜。

1.1.7 T_4:肿瘤侵犯食管周围结构。

1.1.7.1 T_{4a}:肿瘤侵犯胸膜、心包或膈肌(可手术切除)。

1.1.7.2 T_{4b}:肿瘤侵犯其他邻近结构如主动脉、椎体、气管等(不能手术切除)。

1.2 区域淋巴结(Regional Lymph Nodes,N)

1.2.1 N_x:区域淋巴结转移不能确定。

1.2.2 N_0:无区域淋巴结转移。

1.2.3 N_1:1~2 枚区域淋巴结转移。

1.2.4 N_2:3~6 枚区域淋巴结转移。

1.2.5 N_3:≥7 枚区域淋巴结转移。

1.3 远处转移(Distant Metastasis,M)

1.3.1 M_x:远处转移无法确定。

1.3.2 M_0:无远方转移。

1.3.3 M_1:有远方转移。

1.4 肿瘤分化程度(Histologic Grade,G)

1.4.1 G_x:分化程度不能确定。

1.4.2 G_1:高分化癌。

1.4.3 G_2:中分化癌。

1.4.4 G_3:低分化癌。

1.4.5 G_4:未分化癌。

1.5 鳞状细胞癌(包括其他非腺癌类型)

分期	T	N	M	G	部位 *
0	is(HGD)	0	0	1,X	Any
I A	1	0	0	1,X	Any
I B	1	0	0	2~3	Any
	2~3	0	0	1,X	下段,X

续表

分期	T	N	M	G	部位 *
ⅡA	2~3	0	0	1,X	中、上段
	2~3	0	0	2~3	下段,X
ⅡB	2~3	0	0	2~3	中、上段
	1~2	1	0	Any	Any
ⅢA	1~2	2	0	Any	Any
	3	1	0	Any	Any
	4a	0	0	Any	Any
ⅢB	3	2	0	Any	Any
ⅢC	4a	1~2	0	Any	Any
	4b	Any	0	Any	Any
	Any	3	0	Any	Any
Ⅳ	Any	Any	1	Any	Any

注:*:肿瘤部位按肿瘤上缘在食管的位置界定,X 指未记载肿瘤部位

1.6 腺癌

分期	T	N	M	G
0	is(HGD)	0	0	1,X
ⅠA	1	0	0	1~2,X
ⅠB	1	0	0	3
	2	0	0	1~2,X
ⅡA	2	0	0	3
ⅡB	3	0	0	Any
	1~2	1	0	Any

分期	T	N	M	G
ⅢA	1~2	2	0	Any
	3	1	0	Any
	4a	0	0	Any
ⅢB	3	2	0	Any
ⅢC	4a	1~2	0	Any
	4b	Any	0	Any
	Any	3	0	Any
Ⅳ	Any	Any	1	Any

4 胸腺瘤 Masaoka 分期(1981 年)

1.1 Ⅰ期 肿瘤局限在胸腺内,肉眼及镜下均无包膜浸润。

1.2 Ⅱ期

1.2.1 Ⅱa 期 肿瘤镜下浸润包膜。

1.2.2 Ⅱb 期 肿瘤肉眼可见侵犯邻近脂肪组织,但未侵犯至纵隔胸膜。

1.3 Ⅲ期 肿瘤侵犯邻近组织或器官,包括心包、肺或大血管。

1.3.1 Ⅲa 期 不侵犯大血管。

1.3.2 Ⅲb 期 侵犯大血管。

1.4 Ⅳ期

1.4.1 Ⅳa 期 肿瘤广泛侵犯胸膜和(或)心包。

1.4.2 Ⅳb 期 肿瘤扩散到远处器官。

5 IASLC/ITMIG 第 8 版胸腺瘤 TNM 分期(2009 年)

1.1 T 分期

1.1.1 T_{1a} 在包膜内或突破包膜，未累及或累及纵隔脂肪组织。

1.1.2 T_{1b} 累及纵隔胸膜。

1.1.3 T_2 累及心包。

1.1.4 T_3 累及肺、无名静脉、上腔静脉、胸壁、膈神经、肺门(心包外)、肺血管。

1.1.5 T_4 累及主动脉、头臂干、左颈总动脉、左锁骨下动脉、肺动脉干、心肌、气管或食管。

1.2 N 分期

1.2.1 N_0 无区域淋巴结转移。

1.2.2 N_1 前纵隔淋巴结(胸腺周围淋巴结)转移。

1.2.3 N_2 胸腔深部淋巴结或颈部淋巴结转移。

1.3 M 分期

1.3.1 M_0 无胸膜、心包或远处部位转移。

1.3.2 M_{1a} 远离原发肿瘤的胸膜或心包转移瘤。

1.3.3 M_{1b} 肺实质或远处器官转移瘤。

1.4 TNM 分期

分期	T	N	M
I	T_1	N_0	M_0
II	T_2	N_0	M_0
IIIa	T_3	N_0	M_0
IIIb	T_4	N_0	M_0

续表

分期	T	N	M
Ⅳa	任何 T	N_1	M_0
	任何 T	N_0,N_1	M_{1a}
Ⅳb	任何 T	N_2	M_0,M_{1a}
	任何 T	任何 N	M_{1b}

6　胸腺瘤 WHO 组织学分型(2013 年)

1.1　A 型　髓质型或梭型细胞胸腺瘤。

1.2　AB 型　混合型胸腺瘤。

1.3　B1 型　富含淋巴细胞的胸腺瘤、淋巴细胞型胸腺瘤、皮质为主型胸腺瘤或类器官胸腺瘤。

1.4　B2 型　皮质型胸腺瘤。

1.5　B3 型　上皮型、非典型、类鳞状上皮胸腺瘤或分化好的胸腺癌。

1.6　C 型　胸腺癌,组织学上此型较其他类型的胸腺瘤更具有恶性特征。

7　重症肌无力 Osserman 分型(1961 年)

1.1　Ⅰ 型　单纯眼肌型(Ocular MG):单纯的眼外肌无力,无其他肌群受累表现。

1.2　Ⅱa 型　轻度全身型(Mild Generalised MG):四肢肌群轻度受累,伴或不伴眼外肌受累,无咀嚼、吞咽、构音困难。

1.3　Ⅱb 型　中度全身型(Moderately Severe MG):四肢肌群中度受累,伴或不伴眼外肌受累,有咀嚼、吞咽、构音困难。

1.4 Ⅲ型 重度爆发型(Acute Fulminating MG):起病急,进展快,发病数周或数月内累及咽喉肌,半年内累及呼吸肌,伴或不伴眼外肌受累。

1.5 Ⅳ型 迟发重症型(Late Severe MG):起病隐匿,进展缓慢,常半年后至两年内由Ⅰ、Ⅱ型发展而来,累及呼吸肌。

8 美国重症肌无力基金会(MGFA)临床分型(2000年)

分型	临床表现
Ⅰ	任何眼肌无力、可伴有眼闭合无力,其他肌群肌力正常
Ⅱ	无论眼肌无力的程度,其他肌群轻度无力
Ⅱa	主要累及四肢肌或(和)躯干肌,可有同等程度以下的咽喉肌受累
Ⅱb	主要累及四肢肌或(和)躯干肌,可有同等程度以下的咽喉肌受累
Ⅲ	无论眼肌无力的程度,其他肌群中度无力
Ⅲa	主要累及四肢肌或(和)躯干肌,可有同等程度以下的咽喉肌受累
Ⅲb	主要累及咽喉肌或(和)呼吸肌,可有同等程度以下的四肢或(和)躯干肌受累
Ⅳ	无论眼肌无力的程度,其他肌群重度无力
Ⅳa	主要累及四肢肌或(和)躯干肌,可有同等程度以下的咽喉肌受累
Ⅳb	主要累及咽喉肌或(和)呼吸肌,可有同等程度以下的四肢或(和)躯干肌受累
Ⅴ	气管插管,伴或不伴机械通气(除外术后常规使用);无插管的鼻饲病例为Ⅳb型

9 美国重症肌无力基金会（MGFA）MG 症状定量评分表（QMG 评分表）（2000 年）

检查项目	正常	轻度	中度	重度	分值
计分	0	1	2	3	
复视：左、右外侧凝视，出现复视时间，秒	≥61	11~60	1~10	自发	
睑下垂：向上凝视，出现睑下垂时间，秒	≥61	11~60	1~10	自发	
面肌：双唇闭合及其力量	正常闭合	完全闭合、轻度受阻	完全闭合，无受阻	不能完全闭合	
吞咽：快速吞服 4 盎司（约 100ml）水	正常	轻度咳嗽，或清嗓	重度咳嗽、呛噎或经鼻反流	不能吞咽（无法完成测试）	
发音：大声报数 1-50，出现构音困难	正常	30~49	10~29	0~9	
右上肢：90° 坐位，持续外展，秒	≥240	90~239	10~89	0~9	

续表

检查项目		正常	轻度	中度	重度	分值
左上肢:90°坐位,持续外展,秒		≥240	90~239	10~89	0~9	
肺活量:占预计值%		≥80	65~79	50~64	0~50	
右手握力:kg	男	≥45	15~44	5~14	0~4	
	女	≥30	10~29	5~9	0~4	
左手握力:kg	男	≥35	15~34	5~14	0~4	
	女	≥25	10~34	5~9	0~4	
抬头:平卧,头持续前屈45°,秒		≥120	30~119	1~30	0	
右腿:平卧,持续外展45°,秒		≥100	31~99	1~30	0	
左腿:平卧,持续外展45°,秒		≥100	31~99	1~30	0	

QMG 总分 (0~39):

10　肺癌常见化疗方案

1.1　MP　培美曲塞加顺铂

1.2　GP　吉西他滨加顺铂

1.3　TP　紫杉醇加顺铂

1.4　DP　多西他赛加顺铂

1.5　NP　长春瑞滨加顺铂

1.6　EP　依托泊苷加顺铂

1.7　CE　依托泊苷加卡铂

11　食管癌常见化疗方案

1.1　食管鳞癌

1.1.1　DDP+5Fu（顺铂加氟尿嘧啶）

1.1.2　DDP+irinotecan（顺铂加伊立替康）

1.1.3　DDP+TXT（顺铂加多西紫杉醇）

1.1.4　DDP+PTX（顺铂加紫杉醇）

1.1.5　Oxaliplatin+5Fu（奥沙利铂加氟尿嘧啶）

1.2　食管腺癌

1.2.1　ECF方案（表阿霉素加顺铂加氟尿嘧啶）

12　胸腺癌化疗方案

1.1　ADOC（顺铂、阿霉素、长春新碱、环磷酰胺）

1.2　TC（紫杉醇加卡铂）

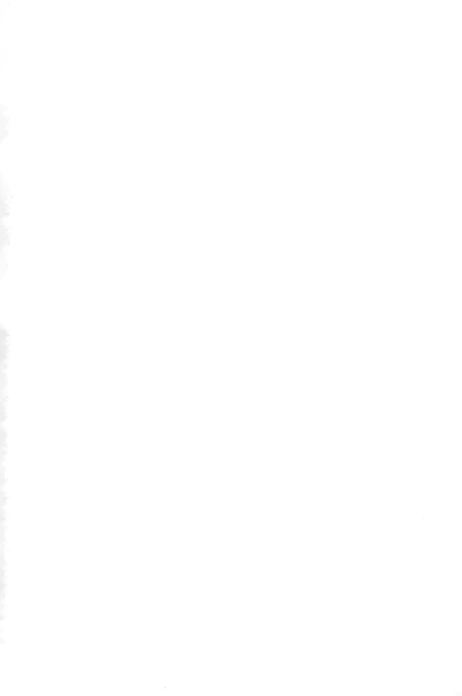

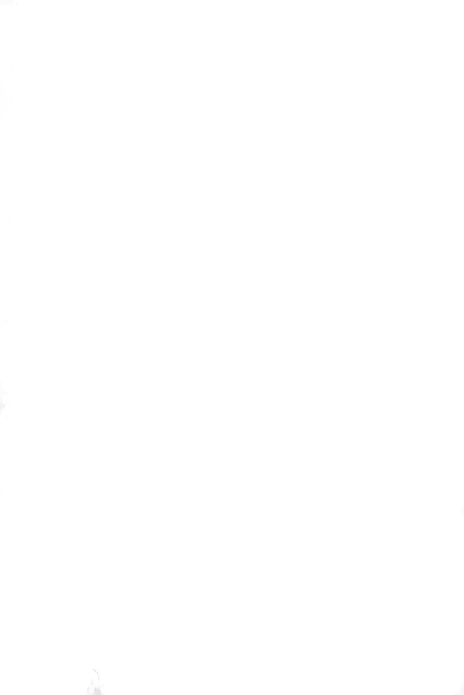